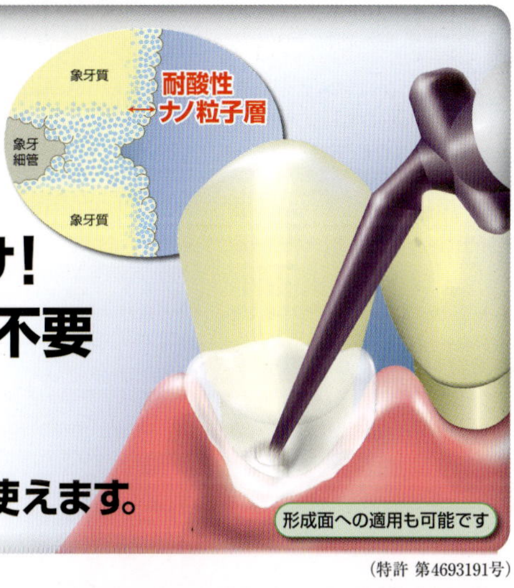

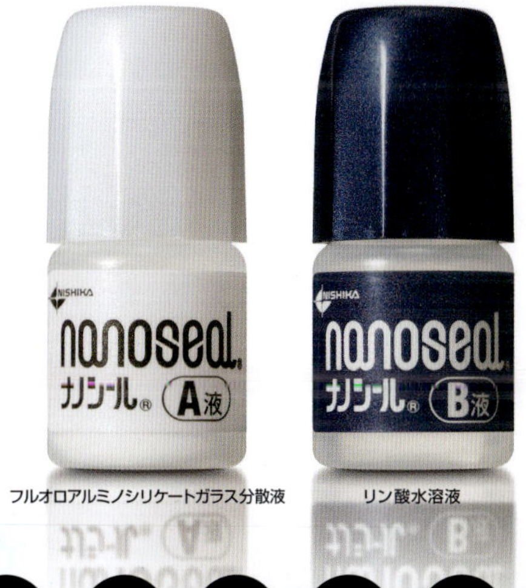

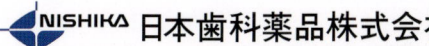

SUNSTAR

日本標準商品分類番号
872790

フッ素歯面塗布剤

バトラー フローデンフォームＡ酸性２％

Butler Fluodent Foam A 　薬価基準未収載

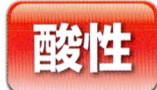
酸性

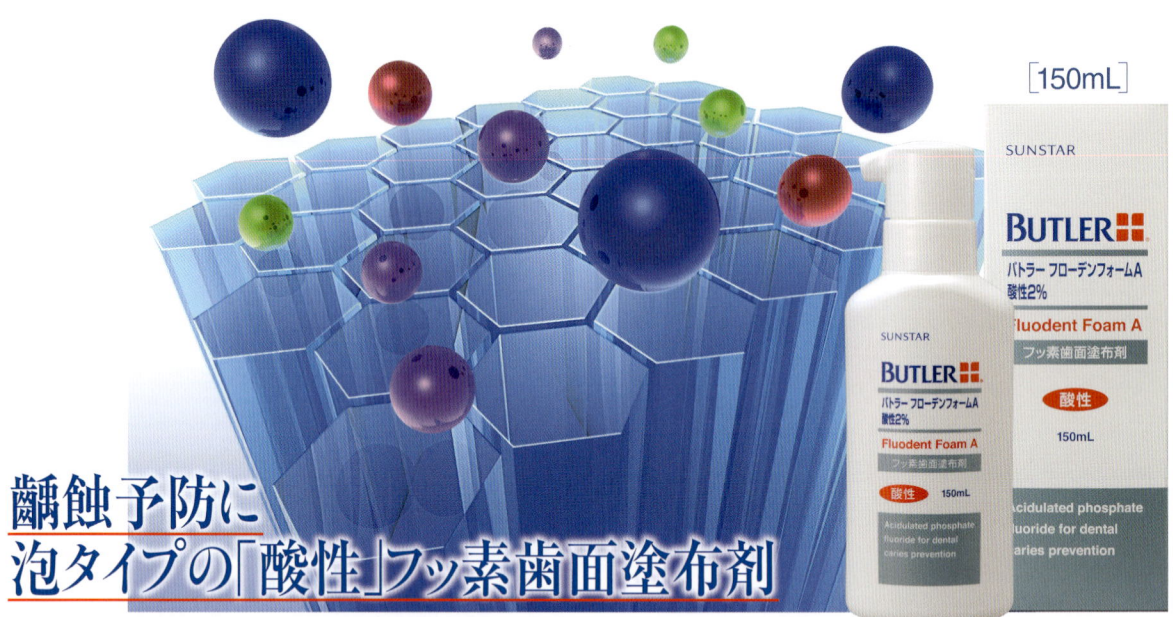

[150mL]

齲蝕予防に泡タイプの「酸性」フッ素歯面塗布剤

特徴

フォーム(泡)タイプ
フォーム(泡)が、届きにくい歯間部・隣接面にも入り込みやすく、歯列全体に行き渡ります。

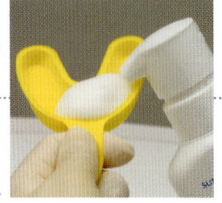

トレー法にも使いやすい
フォームタイプなので、容器からトレーに直接薬剤を吐出して簡便にお使いいただけます。

酸性
年1～2回、単回で塗布する酸性製剤です。
院内処置のみならず集団検診の場でもご活用いただけます。

爽やかなレモンライム味です。

【効能・効果】齲蝕の予防　【用法・用量】通常、歯面に対し年間1～2回次の方法により実施する。塗布方法：1.一般的方法(綿球法)：(1)歯面の清掃：歯ブラシ等によって口腔内を十分に清掃してから、必要ある時は塗布面の歯石を除去し、ポリッシングブラシ又はポリッシングカップに研磨剤をつけて歯面から歯垢(苔)を除くようにする。(2)防湿・乾燥：巻綿花を用いて塗布する歯を孤立させ、綿球で唾液を拭いた後、圧縮空気で乾燥する。(3)薬剤の塗布：薬剤(2mL以下)に浸した脱脂綿、ガーゼ等で歯面をなるべく長く薬剤に浸潤させる。塗布後約30分間は洗口させないで唾液を吐かせる程度にとどめる。2.トレー法：(1)歯面の清掃：一般的方法と同様に行う。(2)トレーの選択：歯(列)弓に適合するトレーを選ぶ。(3)トレーの装着：トレーに薬剤(2mL以下)をのせ、口腔内に挿入し、軽く歯列に圧接して約4分間かませる。(4)トレーの除去：トレーをはずす。塗布後約30分間は洗口させないで唾液を吐かせる程度にとどめる。〈用法・用量に関連する使用上の注意〉塗布薬液量は2mL以下とし、幼小児においては必要最小限度にとどめること。【使用上の注意】1.副作用：本剤は使用成績調査等の副作用発現頻度が明確となる調査を実施していない。2.その他の副作用：(1)過敏症(頻度不明)：過敏症状があらわれたとの報告があるので、そのような場合には、ただちに塗布を中止し、適切な処置を行うこと。(2)口腔内軟部組織痛および感覚異常(頻度不明)：使用後に、一過性の舌や口内のピリピリ感や頬粘膜の違和感があらわれることがある。3.適用上の注意：(1)齲蝕の予防(歯面塗布)にのみ使用すること。(2)腐蝕性があるので、できるだけ口腔粘膜に薬液が触れないように注意すること。(3)塗布後約30分間は洗口させないこと。ただし、薬液の残留する唾液は吐き出させ、飲み込まないように指示すること。(4)誤って飲用し、嘔吐、腹痛、下痢等の急性中毒症状を起こした場合には、牛乳、グルコン酸カルシウム水和物等のカルシウム剤を応急的に服用させ、医師の診療を受けさせること。(5)歯科医師又はその指導下で歯科衛生士が取り扱うこと。

◎詳細につきましては添付文書をご参照ください。

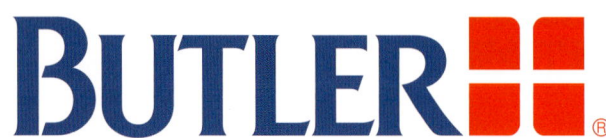

サンスター株式会社　〒569-1195 大阪府高槻市朝日町3-1
[資料請求先]
医薬品インフォメーションセンター TEL 072-682-4815

®登録商標。BUTLER®は登録商標です。

2011年10月作成

子どものお口の スペシャリストに なろう

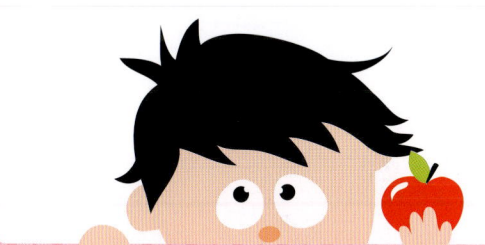

 編集委員
奥　猛志（鹿児島県・おく小児矯正歯科）
田中英一（東京都・田中歯科クリニック）
早﨑治明（新潟大学大学院医歯学総合研究科）

刊行にあたって

　小児歯科臨床における歯科衛生士の業務は、一般歯科と比較して多岐にわたっており、とても重要な役割を担っています。

　まず、子どもたちと触れ合うことから始まり、治療・保健指導にかかわっていく過程において、子どもたちの生活のなかへ一緒に入っていく必要があります。更には、子どもたち本人だけではなく、子どもたちの生まれ育った家庭環境とのかかわりももたなくてはなりません。一方、臨床の多くの場面で、歯科医師と子どもたちや保護者との"橋渡し"というとても大切な役割もあります。

　例えば、う蝕予防のための保健指導を行う場合、う蝕発症のメカニズムや予防方法について、しっかりとした知識を身につけているばかりでなく、子どもたちの生活環境を把握して意識の啓発を行っていかなければなりません。また、治療に適応できるようにトレーニングを行う場合も、学習理論を正しく理解したうえで、子どもたちの反応を確認しながらトレーニングを行うことが大切です。ただ漠然とトレーニングを行うのとでは、成果が大きく変わってくるのです。加えて、近年、子どもたちの間では歯並びや食べる機能の問題等が増えています。これらの問題に対しても、歯科衛生士への相談や指導の機会が増加しています。

　本誌は、各分野で専門的にご活躍の先生方に執筆していただき、日常、子どもたちと接するうえで、必要な知識と臨床のエッセンスを散りばめてあります。

　本誌が、皆様のお役に立ち、そして、子どもたちの笑顔と明るい未来に貢献できることを願います。

2012年8月
編集委員一同

子どものお口の スペシャリストになろう

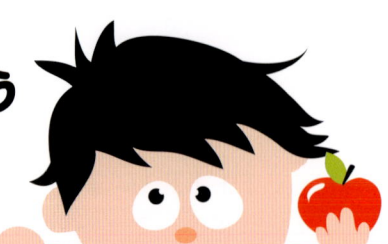

Contents

刊行にあたって			006
序文　小児歯科における歯科衛生士の役割	奥 猛志、他		010

第1章　小児患者のマネジメント

1	小児の成長と受容	大島邦子、他	014
2	行動変容技法とトレーニング	筒井 睦	018
3	笑気吸入鎮静法	寺田ハルカ	022
4	保護者への対応	石井里加子	024
5	非協力児への対応	筒井 睦	026
6	障がいのある子どもへの対応	小暮弘子	028
7	診療補助のポイント	寺田ハルカ	030
8	ラバーダム防湿の実際と注意点	井形紀子、他	034
コラム	★1歳半の子どもが歯磨きを嫌がります。よい方法はありますか？ ★歯の治療をするとき、どうしてゴムのマスクをかけるのですか？		036

第2章　う蝕予防

1	う蝕発症要因と保健指導	奥 猛志	038
2	食生活指導のポイント	宮本理恵、他	042
3	母乳とう蝕	井上美津子	044
4	ブラッシング指導のポイント	齊藤一誠、他	046
5	フッ化物のう蝕抑制効果	宮川尚之	050
6	フッ化物洗口	園部 明	054
7	フッ化物配合歯磨剤の応用	田中良子、他	058
8	シーラント	山田亜矢、他	062
9	定期健診時に診ること・聞くこと	大野陽真、他	064
コラム	★妊娠中に赤ちゃんの歯を丈夫にするには何を食べればよいのでしょうか？ ★私はむし歯が多いです。赤ちゃんもむし歯になりやすいですか？		068

第3章　咬合への対応

1	咬合異常の種類と要因	佐藤秀夫、他	070
2	乳歯列期に対応すべき咬合異常	伊藤千晶	074
3	口腔習癖（指しゃぶりなど）への対応	武元嘉彦	078
4	咬合異常をもつ子どもたちへの配慮	岩崎智憲	080
コラム	★お父さんが受け口です。最近子どもも顎を前に出します。どうすればよいですか？ ★咬み合わせが反対です。いつから歯医者にかかったらよいですか？		084

第4章　口腔機能の支援

1	子どもの口腔機能の発達	弘中祥司	086
2	歯科衛生士が行う食育支援	弘中祥司、他	090
3	なぜ噛まない？ 噛めない？ 適切な評価と食事指導	弘中祥司	092
4	ことばの問題への支援	弘中祥司、他	094
コラム	★歯はいつごろどのような順序で生えるのでしょうか？ ★どうして子どもの歯と大人の歯があるのですか？		098

第5章　外傷への対応

1	外傷時の注意点	犬塚勝昭	100
2	外傷の種類と分類	日髙 聖	102
3	外傷の処置とアシストのポイント	品川光春	106
コラム	★よく顔から転び、歯ぐきから血が出ることがあります。歯は大丈夫でしょうか？ ★歯をぶつけて抜きました。大人の歯が心配です。何か気をつけることはありますか？		110

第6章　地域歯科保健への参加

1	母子歯科保健に関する法律と取り組み	田中英一	112
2	地域における歯科保健事業・活動	白田千代子	114
3	学校における歯科保健活動	上野弘子	118
コラム	★母乳と粉ミルクの違いはあるのでしょうか？ ★赤ちゃんが卵、牛乳アレルギーと言われました。歯や骨を丈夫にしたいのですが、何を食べさせたらよいでしょうか？		122

第7章　歯科医院での取り組みの紹介

1	ファミリー歯科としての取り組み	井澤 紡、他	124
2	安心できる環境づくり	川端順子	126
3	定期健診をとおして築きあげる心の繋がり	井上治子	128
4	支援が必要な子どもを迎えて	権 暁成、他	130
コラム	日本小児歯科学会認定歯科衛生士制度のご紹介	奥 猛志	132

ブックデザイン：金子俊樹
イラスト：白山香瑠
　　　　　高村あゆみ

序文

小児歯科における歯科衛生士の役割

1．子どもたちの生活や周囲の環境にかかわりをもちましょう

　小児歯科において、歯科衛生士はとても大きな役割を担っています。まず、歯・口ばかりでなく、小児の成長発達を理解したうえで、子どもたちと接することが必要です。加えて、子どもたちを取り巻く家庭や社会環境を把握することも、歯科衛生士として大切な役割です。

　例えば、う蝕予防をしっかりと行っていると思っているお母さんが、子どもの乳臼歯にむし歯ができたと思い来院しました。診査してみると、う蝕ではなく形成不全歯（図1）であった場合、どのように説明し、保健指導を行いますか。お母さんは一生懸命むし歯予防をしていたのに、むし歯ができたと思っています。形成不全の原因を特定することは難しいですが、どうしてこうなったかを説明し、そして、今後の対応を一緒に考え、お母さんを安心させることも、歯科衛生士の大きな仕事です。

　次のような患児に遭遇することもあると思います。2歳で初期う蝕のために来院。生活背景を聞いてみると、両親が共働きのため、昼間はおじいちゃんおばあちゃんに預けられており、飴やジュースなどの甘い物をいっぱい与えられています。御主人の親へは「飴を与えないでください」とはなかなか言えない場合もあるでしょう。そのようなときは私たちが嫌われ役を買い、「歯医者さんで飴をあげないようにと叱られました」と言ってもらうように、アドバイスするのもよい方法かもしれません（図2）。

　う蝕予防のためのフッ化物の使用方法については、子どもの年齢やう蝕リスク等に応じて、適切な方法を指導できるようになりたいものです。なかには、「フッ素は使いたくありません」とおっしゃる親もいます。そのような場合にも、きちんと正確な情報を提供したうえで選択してもらいましょう。また、「フッ素のうがい薬を飲み込んだのですが大丈夫でしょうか？」と電話で聞かれた場合、みなさんは適切な対応ができるでしょうか。予想される質問に対する回答案を作成しておくのもよい方法です（図3）。

　近年、子どものう蝕減少に伴い、歯科医院での

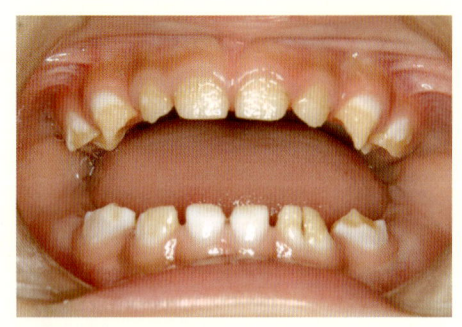

図❶　乳歯の形成不全

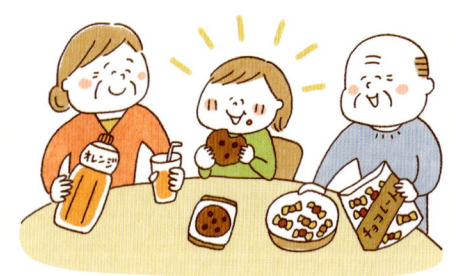

図❷　孫に甘い物を頻繁に与える祖父母は多い

奥 猛志 Takeshi OKU
鹿児島県・おく小児矯正歯科／歯科医師

大内山晶子 Syoko OUCHIYAMA
同／歯科衛生士

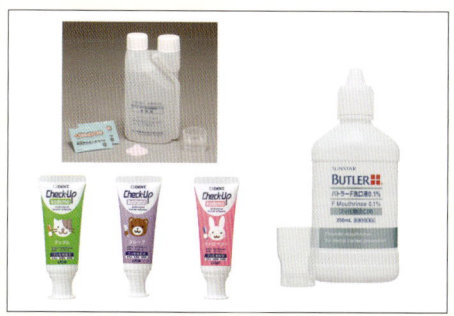

図❸　さまざまなフッ化物製品

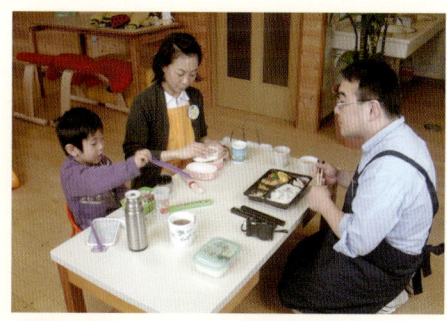

図❹　食事指導での歯科衛生士

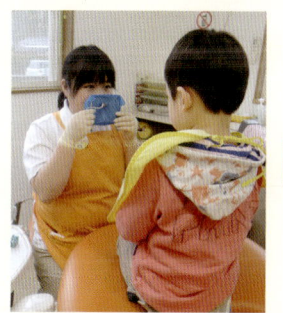 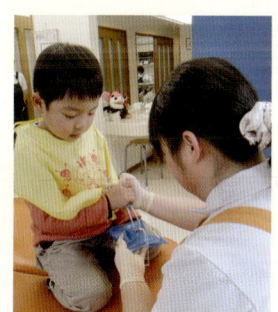 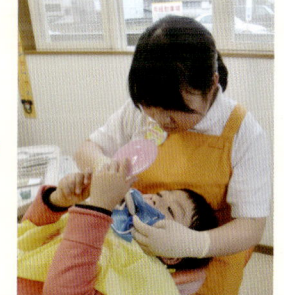

■ Tell：伝えて　　■ Show：見せて　　■ Do：行う

図❺　実際の練習風景。「伝えて」、「見せて」、「（実際に口腔内で）行う」（TSD法）

う蝕治療も減ってきています。その一方で、叢生等の不正咬合の問題や異常口腔習癖、更には「噛めない、飲み込めない」等の食の問題の相談が増えています。1歳6か月児歯科健康診査で食べ方の問題を指摘され、その後に食べ方相談に来られる場合もあるでしょう。高齢者の摂食嚥下機能障害への対応が、歯科衛生士の新しい仕事の分野となってきていますが、子どもたちの健全な摂食機能の獲得という役割も担う必要が出てきていると感じます（図4）。

2．子どもと歯科医師との架け橋になりましょう

なかなか治療に協力できない子どもたちへの対応は苦慮しますが、上手にできたときの喜びは大きいものです。子どもの心の発達を理解し、学習理論に基づいた行動変容法を習得してこそ、効率的なトレーニングが可能となります。ただ漠然とトレーニングを続けるのは、子どもや保護者にとって負担になるだけです（図5、6）。

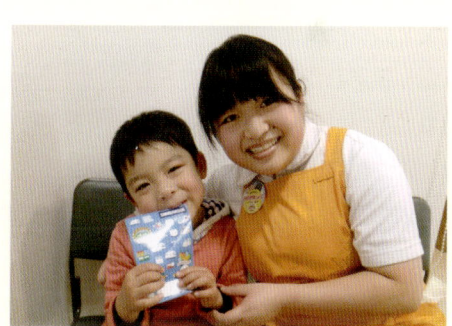

図❻　治療達成をともに喜ぶ子どもと歯科衛生士

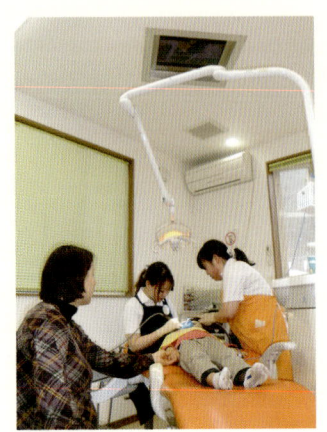
図❼ 治療中の診療補助

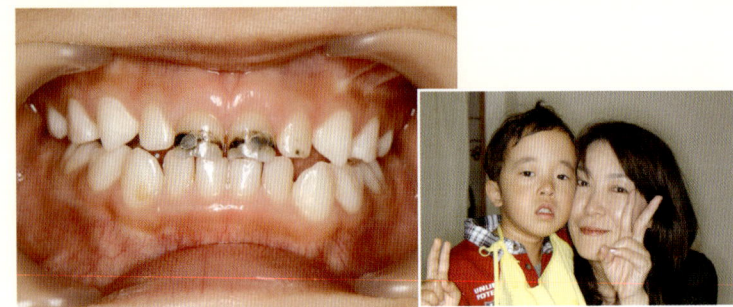
図❽ 前歯の黒変がきれいに治り、親子でピース

　具体的には、使用する器具等について、わかりやすいことばで説明した後、実際に見せたり触らせたりして体験してもらう「Tell Show Do法」を行います。階段を一段ずつ登るように、簡単なことから徐々に克服させていく「系統的脱感作」、「上手にできたことに対してすぐに褒めて自信に繋げ、次の行動に結びつける「オペラント条件付け」などの専門技法を用います。

　また、子どもたちは長時間チェアーにじっとしていることができません。治療はできるだけ短い時間に正確に行うことが要求されます。迅速・正確な治療のためには、歯科衛生士が「術者は次に何をしようとしているのか」を察し、歯科医師がスムーズに次の行動に移行できるように配慮することが必要です。特に外傷等の緊急処置の場合は、予後の成否はアシストをする歯科衛生士の働きにかかっているといっても過言ではありません（図7）。

　本項ではどのようなことが小児歯科医院に勤務する歯科衛生士に望まれるのか、そして、小児歯科では歯科衛生士の役割がいかに重要であるかについて、概要を述べました。小児歯科臨床においては、う蝕発現のメカニズムや予防方法、行動変容法や咬合等についての知識や技術が必要となります。しかし、それだけではなく、気づきや優しい心遣いをもって子どもたちと接し、子どもたちの笑顔のために何ができるかを考えて行動することが大切です（図8、9）。

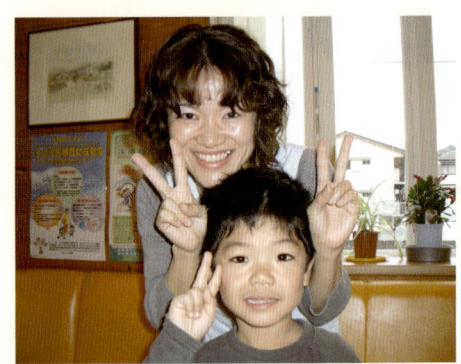
図❾ 治療後の笑顔

　本増刊号では、そのヒントになる内容についてできるだけ具体的に説明しています。また、日頃、保護者からよくある質問への受け答えを、日本小児歯科学会のホームページにある「こどもたちの口と歯の質問箱」から抜粋し、コラムにまとめましたので、ご参照いただければ幸いです。

※写真は許可を得て掲載しています

第 1 章

小児患者のマネジメント

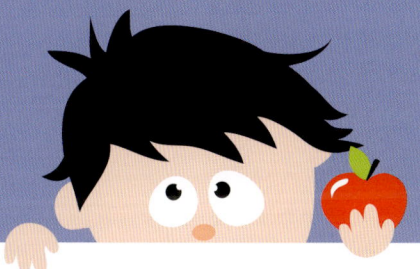

第1章 小児患者のマネジメント

大島邦子 Kuniko OHSHIMA
新潟大学医歯学総合病院　小児歯科診療室／歯科医師

早﨑治明 Haruaki HAYASAKI
新潟大学大学院医歯学総合研究科　小児歯科学分野／歯科医師

小児の成長と受容

　小児の歯科治療・口腔保健指導を適切に行うには、小児の「育ち」を知ることが基本となります。「育ち」とは、小児本人の成長発達と小児の周囲の環境、特に保護者との関係です。ここではまず、一般的な小児の成長発達と歯科への適応について述べます。

 小児の一般的な発育

1．小児の身体的発育

　日本人の出生時の平均身長は約49cmですが、乳幼児期に急激な成長（第一次成長スパート）がみられ、1歳から1歳半で1.5倍、4歳で2倍となります。その後、一時成長が緩やかになりますが、女児では10歳、男児では12歳ごろから第二次成長スパートに入り、第二次性徴が現れるとともに、著しい身長の伸びを示します。この時期、咬合状態にも顕著な変化がみられることがありますので注意が必要です。一般的に、女子では17歳ごろ、男子では19歳ごろに最終身長に達するといわれますが、個人差がみられます。

　体重は出生時3kg程度で、1歳で3倍、3歳半で15kg前後、6歳で20kg前後となりますので、投薬の際は年齢・体重を考慮する必要があります。

　図1に平成22年の乳幼児身体発育調査における身長及び体重の平均値を示します。10年に1度の調査ですが、平成12年と比較すると、6歳までは男女児いずれも身長・体重ともに、わずかに平均値が低下しています。学童の値は示しませんが、平成13年以降、横ばいが続いています。明らかに平均値から外れている小児は、疾患や出

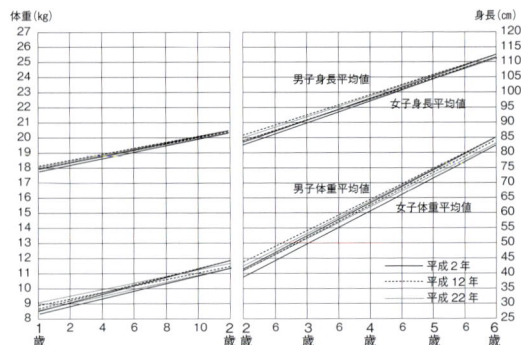

図❶　平成22年の乳幼児身体発育調査における身長及び体重の平均値（参考文献[1]より引用改変）

生時の状態、食生活等を問診する必要があります。

　また、生理的には小児は体温が高め（37℃前後）で、呼吸数（幼児で20〜30／分）、脈拍数（幼児で100〜120／分）も成人より多く、かつ歯科治療の刺激・号泣等でも容易に変動します。

2．運動・社会性の発達（図2）

　生まれたばかりの赤ちゃんは睡眠と覚醒の交互のリズムのなかで生き、「興奮」という情動（原始的な心の動き）しか存在しませんが、生後3〜4ヵ月すると首が座り、昼夜のリズムが少しでき始めるとともに、「興奮」以外に「快」、「不快」の情動が分化し、あやされると声を出して笑うなどの行動がみられるようになります。

　7〜8ヵ月には歯の萌出が始まるとともに、一人で座ることができるようになって離乳が進んでいきます。また、この時期には家族と他人の区別がつくようになり、「恐れ」、「嫌忌」、「怒り」といった情動も分化し、人見知りが始まります。

　更に1歳になると、上下の前歯が萌出し、1人で立ち、歩くことができるようになるものの、ま

だ相対的に頭が大きく、運動機能も未熟なために、転倒による歯を含めた口腔外傷が起こりやすい時期となります。また、「ママ」、「まんま」、「ぶーぶー」などの一語文を発声するようになるとともに、「得意」、「愛情」、少し遅れて「嫉妬」という情動も分化してくる時期です。

2歳になると第2乳臼歯も萌出を開始し、大人の食事に近いものが食べられるようになっていくとともに、走ったり階段を登ったりと、運動機能が発達していきます。言語では、単語数が約200語に増加するとともに、2語文から多語文が使えるようになり、「ワンワン、かわいいね」や「○○ちゃん、ジュース、のむ」など主語、目的語、述語の使い分けや形容詞、動詞も使うようになります。2歳半までには400語、時制の使い分けもできるようになります。この時期、本人は自己中心的に興味のある方向に進もう（やろう）とするのですが、躾や危険回避のために禁止されることも多く、融通性・柔軟性に欠けるため、第一次反抗期と呼ばれる時期に入っていきます。

3歳は乳歯列完成期でう蝕等による歯科受診の機会が増加する時期です。この時期には食事・排泄・着衣など人間の基本的動作はほぼマスターし、自立が進むとともに、洗顔、うがい、歯磨きなどの清潔行動も上達していきます。使用語は600〜1,000語程度ですが、理解語は1,500語程度にまで増加します。複数人と遊ぶことができますが、まだ自己主張が強く固執性があるため、友だちや親とぶつかり、喧嘩や癇癪を起こすなど、爆発的な情動変化を起こすことが多々みられます。

しかし、自他のぶつかり合いのなかから相手の立場や気持ちを理解し、協調性を学んでいきます。また、そのときの状況に応じて自分の行動や思考を柔軟に切り替える実行機能という能力も発達していくため、4〜5歳にかけて、物の取り合いなどのトラブルは減少し、自分たちでトラブルを解

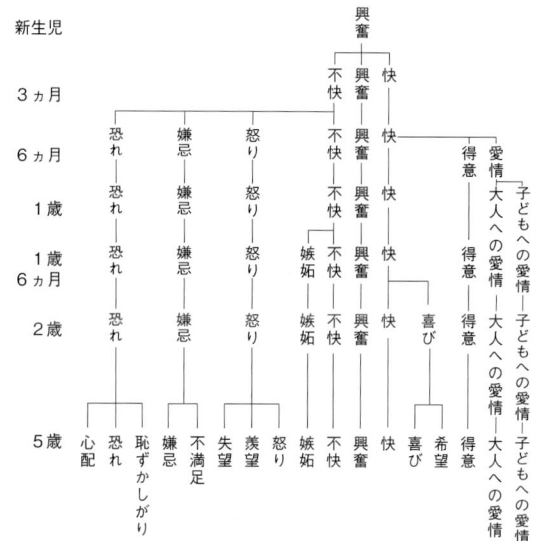

図❷　運動・社会性の発達

消したり、ルールを決めて集団で遊べるようになっていきます。これはすなわち、我慢したり、待ったり、約束を守ることができるということであり、歯科治療への適応に直結してきます。

また、5歳までに成人とほぼ同じ情動が出現するといわれており、「嫉妬」、「羨望」、「羞恥」などの情動分化により、これまで外部へ直接的に表出していた爆発的な情動変化を内部で処理するようになり、外部への表出が軽減していきます。これらとともに発音が完成し、文章のような言語が話せるようになる会話の適応期となることもあり、歯科受診の場面でも、適切な対応をすれば著しい適応を示す時期になります。

小学校に入学すると学習中心の生活へと変化し、自立が更に促されます。また、複雑で多様な人間関係のなかで、低学年のうちは先生と、学年が進むにつれ友だちとの結びつきを深めながら、徐々に親への依存や自己中心性から脱却し、論理的・客観的・抽象的な思考へと変化していきます。

思春期に入ると第二次性徴が現れることもあり、身体的な成熟が急激に進行しますが、一方で、精

神的には大人と子どもの中間で揺れ動き、理想が先行しがちであり、親に反抗（第二次反抗期）したり、自分の容姿を必要以上に気にしたりする時期となります。この思春期のいろいろな体験や試行錯誤をとおして徐々に自己を確立し、大人としての人格が形成されていきます。

このように、小児は10数年の間に劇的に変化（発育）していきます。その場に立ち会い、寄り添い、その子の成長を親とともに喜ぶことができるのが、小児歯科の醍醐味です。次に、年齢別の歯科的な対応のポイントを解説します。

年齢別歯科的対応のポイント

1．乳児期

乳児期前半に小児歯科を受診するのは、軟組織疾患、または先天歯にかかわるもの以外は稀で、ほとんどは歯の萌出に伴い乳児期後半に受診します。前述したように歯の萌出が起こる6ヵ月過ぎから人見知りが始まりますが、診療室に入室するだけで泣き始めることはなく、母親の抱っこから離され、見知らぬ人が顔を近づけ、口を触られると、不快・恐れといった情動から泣き出すことが多いようです。診療台に寝かせるときも、母親に手を握ってもらい母親の声が聞こえるようにして、できるだけ短時間で診療を終えるようにします。また、口は敏感な組織ですから、いきなりお口の中を触るのではなく、介助者が乳児の頭や頬に優しくタッチしながら、術者の診査が始まるようにするのも効果的です。また、乳児は視覚より聴覚が発達していますので、優しいトーンで声かけを行います。

母親の心理状態は子どもの心理に直結します。特に第1子の場合はまだ育児に慣れていない時期に、歯科という特殊な場面に臨みますので、多くの母親は強い不安を抱えています。まずは母親に安心してもらう雰囲気づくりも大切なことです。

2．1〜2歳

1歳を過ぎると自ら言葉を発するようになり、2歳近くになると簡単な禁止事項、命令事項も理解するようになります。同時に「得意」といった情動も分化していますので、コミュニケーションが困難に見えても、できるだけ優しく話しかけ、褒めることで安心させます。恐れの対象は年齢によって変化します（表1）が、この時期は、見知らぬものや大きな音、まぶしい光などの直接的なものに恐れを抱く時期ですので、歯科治療にも、不安、恐怖心が強く表出します。できるだけ段取りよく、短時間で処置が終了できるように十分な準備をします。空腹時や眠いときは避け、体調が比較的安定している午前中の受診が望ましいでしょう。また、泣いた拍子に嘔吐することもありますので、食直後は避け、受診前の食事は軽食程度にする必要があります。処置終了後は、比較的短時間で機嫌が直ることが多いようです。

外傷等で受診する機会も多い時期ですが、小児以上に母親のショックが大きいことがあります。迅速な処置だけでなく、丁寧な説明と優しい対応が望まれます。

3．3〜4歳

この時期になると急激に語彙数が増加し、理解度が高まるため、治療に対する説明も徐々に理解できるようになります。そこで、話して（Tell）、見せて（Show）から行う（Do）TSD法などの、小児にわかりやすい方法で治療の理解を得ると有効な場合があります。また、上手に治療を受けている他の小児の様子を観察させるモデリング法も有効です。

年齢とともに、自己中心的で爆発的な情動変化から、少しずつ自制心が働くようになっていきますが、まだタービン等の音、エンジンの振動等に強く恐怖心を抱く時期でもあります。常に励まし、褒めながら治療を進め、終了時も十分に褒めて自

信をもたせましょう。帰宅時や帰宅後も母親や家族からたくさん褒めてあげるようにお話しすることも大切です。その場では泣いて聞いていないように見えても、確実に自信となり、また親や家族に認められることが「嫌だけど次も頑張ろう」という意欲を育てます。

家での口腔ケアも、自分でしたがり、親の仕上げ磨きを嫌がる時期ですが、本人の自主性を尊重したうえで、「むし歯菌が隠れてないかお母さんにも磨いてもらおうね」というふうに、歯科治療も歯磨きも、本人だけでなく、家族の方も歯科医院もみんなで力を合わせて頑張る共同作業であるという意識を育てましょう。

4. 5～6歳

ほとんどの小児が、親と離れて保育園・幼稚園などで集団生活を経験し、社会性が著しく発達する時期です。集団での遊びのなかから相手を思いやる心、自制心、羞恥心が育ちます。コミュニケーション能力も発達し、治療の必要性や説明に対する理解も更に深まるとともに、ある程度の時間は自制することが可能となり、歯科治療の適応期となる一方、想像力の発達により注射・抜歯などに強い情動変化を示す時期でもあります。

5歳ごろは泣かずに上手に治療できていた子が、6歳になって急に抜歯に際して泣き出してしまうことなどは、よくみられることです。そのような場合、親のほうがびっくりすることが多いので、それが正常な育ちであることを親に説明するとともに、小児にも十分な説明を行って理解を得ること、適切な除痛処置を行うことが大切です。

5. 学童期

理解力、思考力は更に発達しますが、低学年ではまだ幼児性が残り、麻酔や抜歯の際に不安定な反応を示すことがあります。抵抗しない小児でも、じっと我慢していることもありますので、処置中も話しかけて気を紛らわせながら、痛くないこと

表❶ 恐れの対象の年齢変化（参考文献2)より引用改変）

0～1歳児	騒音、見慣れないもの・人、痛み、落ちること、支えを失うこと
2～3歳児	見慣れないもの、騒音、動物
4～5歳児	想像の生物、暗闇、孤独、傷害、火事

を確認しつつ処置を進める必要があります。

また、運動機能が更に発達しますが、低学年では、動きを制御する力、注意力が散漫なために、友だちとの衝突や転倒、階段や遊具からの転落等による口腔外傷も多い時期です。この時期は永久歯の外傷が多く、親だけでなく、小児本人も出血や周囲の大人の慌てぶりから、大変なことになったとショックを受けていることが多いので、本人に対する精神的なフォローも必要です。

学童期は、永久歯への交換期であり、自分の体が大人になっていくこと、自分の体を大切にしなければいけないことを教育するよい時期でもあります。セルフケアのこころを育むことは、小児歯科にかかわる歯科衛生士の大きな仕事の一つです。

高学年になるにつれ、歯列不正や歯肉炎などの問題が表面化する一方、羞恥心から反応が乏しくなったり、塾やクラブ活動で忙しいために、定期的な受診や口腔衛生が滞りがちになります。そのような時期こそ、大人として尊重し、本人の同意をしっかり得て、自覚を促しながら治療・予防処置を進めていきます。こちらが思う以上に難しい言葉も理解していることが多いですので、不容易な言葉で自尊心を傷つけることのないように十分気をつけなければなりません。この時期までしっかりとした継続的な管理を行ってこそ、生涯にわたる望ましい歯科保健行動がとれる「大人」を成育していく支援が行えるものと思います。

【参考文献】
1) 厚生労働省：乳幼児身体発育調査. 2011.
2) 黒須一夫：現代小児歯科学 基礎と臨床 第5版. 医歯薬出版, 東京, 1994.

第1章 小児患者のマネジメント

筒井 睦 Mutsumi TSUTSUI
九州看護福祉大学　口腔保健学科／歯科衛生士

行動変容技法とトレーニング

行動変容と行動療法

　行動変容とは、行動理論を応用して望ましくない行動を望ましい行動に変えていくことです。そして、行動変容を治療のために用いることを行動療法といいます。行動療法とは、実験的に確立された学習理論に基づいて不適応行動を治療する諸技法の総称です。行動療法は、家庭、学校、社会や医療など幅広い場面で用いられています。歯科医療では、歯科治療への適応やブラッシングの上達及び歯科的な生活習慣の改善のために、障がい児・者や障がいのない小児及び成人を含め多くの人に用いられています。行動療法を用い診療や指導などの支援を成功へと導いていくためには、一定の発達レベルに達していることが重要であるといわれています。歯科治療へ適応行動がとれるようになるためには、3〜4歳以上の発達レベルが必要であることが先行研究で報告されています。つまり、歯科治療に不適応な小児に対し、歯科治療適応過程へと導いていくためには、身体的精神的な発達を評価したうえで、行動管理や行動調整を行うことが必要であるということです。

　行動療法は、「不安軽減法」と「行動形成法」に大別されます。不安軽減法には、レスポンデント条件づけ、リラクセーション法、系統的脱感作、エクスポージャー法、モデリング法があり、行動形成法にはオペラント条件づけ、トークンエコノミー法、シェイピング法などがあります。

　小児歯科では、歯科治療に不安や恐怖があって治療不適応な小児の行動調整を行うにあたり、不安や恐怖を軽減し、治療に適応できるようにこれらの行動療法を用いることがあります。

行動療法（行動変容技法）の種類

1．不安軽減法
1）リラクセーション法
　筋肉の力を抜きリラックスさせる方法です。

　例えば、まず診療台に仰向けになり、目を閉じさせます。そして、指示に従って身体中の力を入れたり抜いたり、鼻呼吸をゆっくりと静かに行い、自らリラックスさせる、これがリラクセーション法です。また、緊張時に深呼吸をさせることもリラクセーション法の一つで、チェアーなどで行う介助磨きもリラクセーションを図るアプローチです。また、小児歯科の診療室には、診療室の天井にテレビ（天井テレビ）をつけた診療室もありますが、これはチェアーに仰向けになった患児が天井テレビを見ることで心身の緊張をときほぐし、リラックスさせるために考えられた設備であり、リラクセーション法の一種です（図1）。

2）レスポンデント条件づけ
　レスポンデント条件づけは古典的条件づけとも呼ばれています。条件刺激に対して反射的に誘発されるレスポンデント行動を基に行動変容させる方法です。例えば、歯科医師が歯科治療を行うときに、患児に対し不快な経験（嫌悪学習）をさせると、患児は歯科治療に対して不安や恐怖感などをもつ場合があります。この体験学習（嫌悪学習）によって形成された行動は、レスポンデント条件づけで形成された行動（歯科恐怖症）になります。

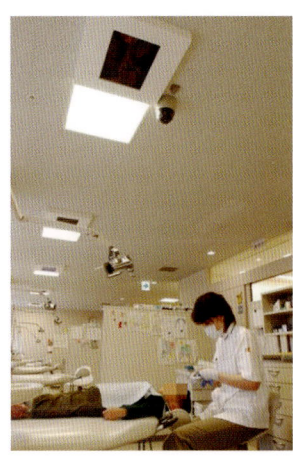
図❶　天井テレビを見ながら治療を受けている小児（リラクセーション法）

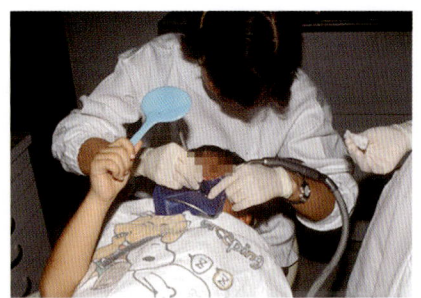
図❷　鏡を見て何をするか説明し、実際に器具を歯に当てている（TSD法）

3）系統的脱感作

　脱感作とは、ある刺激により条件づけられた神経症的な不安反応を除去する方法です。つまり、徐々に慣らしていくという原理のことです。系統的とは、刺激の弱いものから強いものへと順序づけることを意味しており、系統的脱感作とは、恐怖刺激を弱いものから強いものへと段階的に用いて恐怖反応をなくすことです。例えば、歯科治療に恐怖をもっている患児に対し、呼吸法やリラクセーション法を利用してリラックスさせたうえで、始めは治療器具を口腔内に挿入せずに「見せるだけ」にし、慣れれば次に「頰や口唇に当てる」、そして「口腔内に挿入する」という順で治療器具に慣れさせていく方法が系統的脱感作になります。

4）エクスポージャー法

　エクスポージャー法（曝露法）とは、あえて強い情動反応を起こす刺激に曝すことで脱感作をはかる方法です。小児歯科臨床においてよく使われる方法のTell-Show-Do（TSD）法や、カウント法などもエクスポージャー法の一つです。

① Tell-Show-Do 法（TSD 法）

　TSD法とは、「Tell：話して」、「Show：見せて」、「Do：行う」というテクニックです。例えば、エキスカベーターを使って治療ができるようになるために、「これは歯の虫さんをとるものです（Tell：話して）」と説明しながら実際にエキスカベーターを術者の爪に当てて動かすのを見せる（Show：みせる）、そして患児の歯に当ててみせる（Do：行う）ことで、器具に対する恐怖をなくします。このような方法がTSD法です（図❷）。

②カウント法

　カウント法とは、歯科器械や治療に不安や恐怖があるときに「1〜10まで数を数えながら」歯科器械を試す、治療を試みるといった方法です。例えば、器械を使って治療をするとき、患児に対し「10数える間だけやってみよう」といい、1〜10までの数を数えながら器械を試します。

5）モデリング法

　通常、健常児においては3歳ごろになると、「真似る」という模倣行動が獲得されます。この模倣を利用して行動を獲得する方法であり、観察学習、模倣学習ともいわれています。例えば、兄弟で歯科受診した場合、他の兄弟の歯科診療受診風景を観察させることで歯科治療を恐怖なく行えるようになることがあります（図❸）。この方法が観察学習、モデリング法です。歯磨きができない患児に対し歯磨き行動を獲得させる場合、保護者や兄弟が歯磨きをしているのを見せて真似をさせることで、歯を磨けるようになるといった行動獲得法も、モデリング法です。

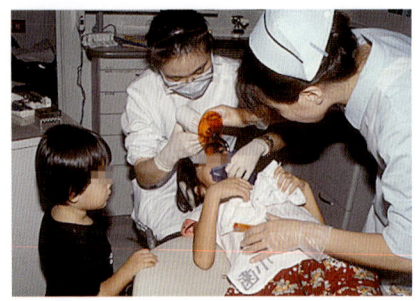

図❸ 姉の治療風景を見ている小児（モデリング法）

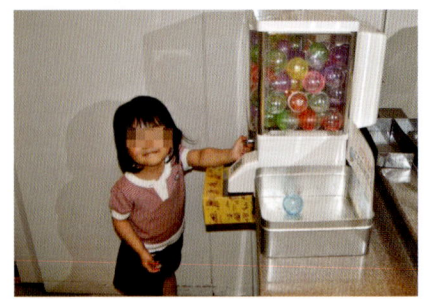

図❹ 歯科治療が上手にできたのでコインをもらってガチャガチャをしている様子（トークンエコノミー法）

2．行動形成法

1）オペラント条件づけ

　オペラント条件づけとは、刺激（強化、罰）を与え、自発的な（オペラント）行動を制御することをいい、道具的条件づけともいわれています。つまり、オペラント条件づけは「報酬（強化子）を与えられた行動は反復されやすく、嫌悪刺激（罰）を与えられた行動は反復されない」ということが基本原理です。例えば、患児が歯科治療のためのトレーニングを行っているときに、治療ができれば褒めるといった行動、患児の反応を見逃さずに即時に褒めることで治療ができるようになる場合があります。この行為がオペラント条件づけです。

2）トークンエコノミー法

　トークンエコノミー法は、望ましい行動（オペラント行動）を示した患児に対し、正の強化であるトークン（代用貨幣：一定の条件によりシール、スタンプ、ポイントなどの品物がもらえる）を与え、トークンが一定量貯まれば、特定の品物と交換する、特定の活動が許可されるといったシステムです。つまり、その子どもなりに頑張ったことを褒めることで、その子どもに自信をつけさせて望ましい行動を獲得させるという方法で、頑張ればご褒美がもらえるといった行為です。この療法は、小児歯科臨床でよく使われている方法の一つです。例えば、「嫌がっていた治療ができればご褒美としてガチャガチャのコインがもらえ、その

コインを使ってガチャガチャができ、おもちゃをもらえる」といったことも、トークンエコノミー法の一種です（図4）。

3）タイムアウト（time out）法

　タイムアウト法とは、小児に対して一定の時間、罰を与えるという方法です。例えば、患児が歯科治療中に望ましくない行動（不適応行動）が出たときに、一定時間違う場所に隔離するという行為がこの方法になります。今の自分の状況が変わることで、罰を与えられたと感じさせ、望ましい行動（適応行動）に導く方法です。タイムアウトの時間は年齢分（3歳であれば3分）が適切であるといわれています。この方法を行うときは、その行為をすることでトラウマ（例えば、暗い場所などに隔離することでそれがトラウマになることがある）にならないように注意が必要です。

4）ボイスコントロール

　ボイスコントロールとは、声の強弱、高低、口調などを適宜調節して話しかけることにより、患児に働きかける方法です。例えば、不適切な行動に対しては大きな声で話しかけて注意を向けさせる、また、適切な行動には優しい声で話しかけたりする方法です。

5）シェイピング法

　シェイピング法とは、複雑な行動をスモールステップに分け、実行可能な行動から学習させ、最終的に目標行動を達成させる方法です。小児歯科臨床では、う蝕治療ができない（歯科治療不適応）

表❶ 歯科診療のための代用語（『新歯科衛生士教本小児歯科学』〔医歯薬出版〕より引用改変）

診療用語	代用語	診療用語	代用語
X線装置	歯のカメラ	エアタービン	ジェット機
X線写真	歯の写真	マトリックスバンド	歯の壁
エアシリンジ	お風	乳歯冠既製冠	歯の帽子
バキューム	電気掃除機	歯鏡（ミラー）	歯の鏡
麻酔薬	歯のねむり薬	ロビンソンブラシ	歯の掃除

表❷ トレーニングの一例（『スペシャルニーズデンティストリー障害者歯科』〔医歯薬出版〕より引用改変）

チェアーに座らない、嫌がる	対応	・視覚支援 ・上手に診査を受けている人を見せる（モデリング法） ・介助磨き（リラクセーション法） ・天井テレビ（リラクセーション法）
	評価	・不適応行動の消失により褒める（オペラント条件づけ）
ミラーを口の中に入れられない	対応	・リラックスさせる（系統的脱感作） ・TSD法（エクスポージャー法） ・不適応行動の消失により褒める（オペラント条件づけ） ・カウント法
	評価	・コインをあげる（トークンエコノミー法）

患児に対し、歯科治療過程をスモールステップに分けて学習させ、最終的に歯科治療ができるようになるためにこの方法を用いることがあります。例えば、う蝕治療適応過程を、削る、詰めるといういくつかのスモールステップに分けます。そして、TSD法にて器械器具に対する恐怖や不安をなくしスモールステップの行動を獲得させて、最終的に歯科治療ができるようにします。

 トレーニング

　歯科治療に適応するためには、適切な学習が大切です。その学習がトレーニング（シミュレーションやリハーサル）で、これは歯科衛生士も行うことが可能です。トレーニングは、一つの技法を単独で用いるのではなく、さまざまな技法を用いることが必要です。小児歯科臨床では、歯科治療や歯科器材に対する不安や恐怖から、歯科治療に対して不適応な小児が多くみられます。その際には、まず不安や恐怖を取り除く技法（不安軽減法）を用いることが必要です。そして、不安や恐怖が軽減すれば、その次には望ましい行動を獲得するための技法（行動形成法）を用いることが必要になります。

　例えば、器材に対する不安や緊張感があり、チェアーに座ることができない患児が診療室に入室したときの対応として、まず必要なことはチェアーでリラックスさせることです。そのためには、チェアーの上での介助歯磨きを実施することも、リラックスさせるためのトレーニングになります。そして、器材に対する不安や恐怖を軽減させるために、簡単な器材からTSD法やオペラント条件づけ、モデリング法、カウント法などを応用して器材を使うシミュレーションを行います。このとき、患児が理解できるようにわかりやすい言葉で説明することが重要です（表1）。すべての歯科器材を受け入れることができれば、実際に行う歯科治療のシミュレーションを行い、不適応行動が出ないことを確認したうえで、実際に歯科治療を行います。

　このように、さまざまな技法を用いてトレーニングを行うことで、歯科治療不適応な小児を歯科治療適応過程へと導くことができます（表2）。

第1章 小児患者のマネジメント

寺田ハルカ Haruka TERADA
福岡県・おがた小児歯科医院／歯科衛生士

笑気吸入鎮静法

● 笑気吸入鎮静法

　歯科治療の経験が浅い患児の多くは、歯科受診の際「痛くない？」、「怖くない？」と思っています。発達期の患児が「歯医者嫌い」にならないためには、医療者側は我慢しなくてもよい歯科治療を提供することが大切です。歯科治療を安心して受ける方法の一つに、笑気吸入鎮静法があります。
　笑気吸入鎮静法は、30％以下の笑気（亜酸化窒素ガス）を酸素とともに持続的に吸入することにより、患児は意識を喪失することなく歯科治療中の不快感や恐怖心に対して我慢しないでいられる方法であり、患児の歯科治療をよい経験にし、歯科治療に自信をもたせるための手段なのです。歯科衛生士は、直接笑気吸入器を操作することはありませんが、笑気吸入鎮静法の知識、機器についての取り扱い方法や清掃方法などを把握しておく必要があります。

● 笑気吸入鎮静法の効果

　低濃度笑気を吸入すると、およそ90〜120秒ほどで感覚に変化が生じます。まず、身体が軽くなった感覚がし、次に聴覚に変化が現れます。その結果、聴覚弁別が困難になり、近くの音と遠くの音に距離感がなくなるという現象が生じますが、そのことは気になりません。次に、指先や舌の感覚に変化が生じ、鈍くなります。また、視覚の変化として、視野の狭窄や平衡感覚への影響がみられます。このような感覚の乱れから、周囲の刺激や治療の刺激を正しく判断して恐怖心を作り上げることができず、外部行動としては動きの少ない精神鎮静状態に見えるとされています[1]。

● 笑気吸入鎮静法の小児歯科での適応症（表1）[2]

　歯科治療に不安や不快を感じない患児はいませんから、原則としてすべての歯科治療が笑気吸入鎮静法の適応といえます。治療の内容が簡単でも、我慢や不安をもつものです。従って、3歳以上で意思の疎通が図れる患児なら、どのような処置内容であっても適応と思われます。ただし、鼻閉鎖など一部に使いにくい例もあります。また、泣く子が黙る方法ではありません。

● 笑気吸入鎮静法の実際と補助

①歯科衛生士は、患児へ笑気吸入鎮静法についてわかりやすく説明します。その内容は、普通に鼻呼吸をするだけでよいこと、口を開けて鼻で呼吸するだけで治療を我慢しなくてよいことです。
②まず、鼻マスクを選択します。鼻マスクは小児用（S・M）と大人用（L）の大きさがあります。鼻マスクの内面に、患児の好きなフルーツのフレーバーや呼気弁にキャラクターのフィギュアを乗せておくと、鼻マスクの装着に興味を示します（図1）。
　次に、歯科衛生士は自分の鼻に鼻マスクを当ててみせ「どんな臭いがするかな？」、「イチゴの臭いがするよ」、「○○に変身してみよう」など、マスク装着時に不安を抱かないような声かけをし、患児にマスクを渡し自分で鼻に当てさせます。
　そして、歯科衛生士は患児が口を閉じて確実な

表❶ 笑気吸入鎮静法における適応症[2]

積極的に用いられる症例
・治療の不快感を我慢している小児
・治療に対して不安を感じている小児
・嘔吐反射の強い小児
・過去に恐怖心からショックを起こした既往をもつ小児
・3歳以上で意思の疎通が図れる低年齢児
・長時間症例や侵襲度が大きい歯科処置

使いにくい症例
・鼻炎や鼻閉のため笑気の吸入ができない小児
・低年齢や泣いているため意思の疎通ができない小児
・中耳炎で治療中の患児は笑気によって耳管内圧が上昇し、痛みを訴えることがある

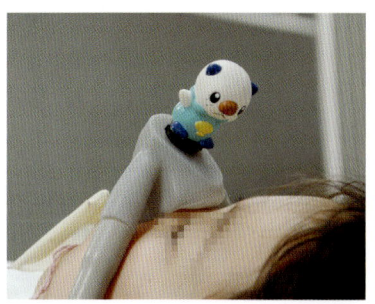

図❶ 鼻マスクの呼気弁に取り付けたキャラクターのフィギュア。呼気抵抗にならないよう注意が必要だが、子どもにとっては鼻マスクの装着の動機づけになる

鼻呼吸ができるかをチェックします。鼻マスクの呼気弁の「カシャカシャ」という小さな音や、弁から漏れる呼吸音が規則的に聞こえれば上手な鼻呼吸で、マスクと顔面に隙間がないといえます。
③歯科衛生士は診療台を水平にし、歯科医師に報告し、吸入装置の笑気濃度を20〜30％に設定してもらいます。
④歯科衛生士は患児に「○○に変身するよ」などと声かけをします。
⑤処置が始まり、刺激を与えて体動や首振りがみられるときは、歯科医師は処置を中断し、確実な鼻呼吸で更に1〜2分間笑気の吸入を続けます。
⑥歯科医師は処置や治療が終了する直前から、笑気の吸入を中止して覚醒させます。笑気の吸入濃度が20〜30％ならば、終了後に純酸素の吸入なしにそのまま空気を吸入させても問題はないとされています[2]。
⑦笑気吸入を停止して1〜2分でほぼ覚醒します。歯科医師は患児を立たせて歩行の様子を見て覚醒度を判断し、ふらつきがあるようであれば再度数分間座らせておくか、保護者へ患児と手を繋いで待合室へ移動するよう伝えます。
⑧通常は処置終了後、そのまま帰宅を許可します。
⑨鼻マスクは、処置終了後消毒用アルコールで清掃します。血液や異物が付着した場合は交換します。また、リザーバーバックは定期的に水洗し、消毒を行います。

ガス供給とボンベ

笑気吸入鎮静器へのガス供給方式には、ボンベ搭載方式とセントラルパイピング方式の2種類があります。また、ボンベの色は日本では酸素ボンベは黒色、笑気ガスボンベは青色で塗られています。笑気吸入装置の安全対策では、酸素と笑気は誤って繋がれない工夫がされており、また、酸素の圧力がなくなったときは自動的に笑気もカットされる仕組みになっています。

笑気吸入鎮静法と偶発症

患児への笑気吸入鎮静法で、稀に嘔吐がみられます。笑気に嘔吐を催す作用はないので、突然の嘔吐と笑気との関係は不明とされています[1]。対応は笑気吸入時以外での嘔吐時と同様です。

また、笑気吸入鎮静法を行った後、稀に脱力感、元気のなさを電話で連絡されることがあります。これは重篤なことではないことがほとんどで、時間とともに快復し、気にならなくなります。

【参考文献】
1) 緒方克也：障害児の歯科治療と精神鎮静法．小児歯科臨床，14（2）：24-32，2009．
2) 緒方克也：患者さんによろこばれる笑気吸入鎮静法 第1版．医歯薬出版，東京，1991：91-92，172．

第1章 小児患者のマネジメント

保護者への対応

石井里加子 Rikako ISHII
東京都・東京都立心身障害者口腔保健センター／歯科衛生士

　保護者の子どもに対する養育態度が子どもに与える影響は大きく[1]、子どもの歯科診療を成功に導くためには、保護者と信頼関係を築き、同じ目標に向かってかかわる共同療育者になってもらうことが重要です。そのなかで歯科衛生士は、保護者にとってのよき理解者、よき相談相手となり、歯科医師と保護者のパイプ役的存在となることが大切です。

● 保護者の不安を取り除く

　初めての歯科受診に、"先生はどんな人だろう？""うまく治療ができるかな？"と不安を抱えているのは、子どもだけではなく保護者も同様です。Victor Lenchnerは、母親の不安は、小児の歯科治療に対する協力的行動に影響を与えると述べています[2]。また、Camposらが行った「視覚的断崖」の実験[1]においても、断崖で母親が不安そうな表情をすると乳児は動かず、肯定的な表情であれば断崖を渡るといった、母親の表情が子どもの行動に影響を及ぼすという報告もあります。このように、保護者の心理状況や言動は子どもの行動に大きく影響するため、不安を抱えている保護者には、その原因を探り、不安を取り除くことが大切です。

　医療面接の際は、笑顔で話しやすい雰囲気を作り、主訴やニーズを十分に聴くようにします（図1）。特に第1子目や障がい児の母親は、どう育ててよいか育児に悩んでいたり、相談する人がいなかったりと、日常的に不安を多く抱えていることがあります。このような場合は、不安や悩みに耳を傾け（傾聴）、思いや感情をしっかりと受け止め、"一緒に考えていきましょう"とともに向き合っていく姿勢を示し、精神的に支援することが大切です。そして、障がいがあることがわかり「ショック、否認、悲しみと怒り」の時期[3]にある母親に対しては、「できなさ」が強調される言動、または過度に期待をもたせる言動は、避けるよう留意する必要があります。また、保護者自身の歯科治療に対する嫌な体験が不安の原因となっている場合は、診療方針や治療の流れを十分に説明し、対応や治療の実際をチェアーサイドで見てもらい、"この歯科医院（診療室またはセンター等）なら信頼できる！"と感じてもらうことも効果的です。

● 保護者からのサインを見逃さない！

　医療を受ける側は、医療者側に不満をもっていても、言い出しにくいのが現状です。不満の原因は、①接遇態度、②説明不足、③治療方針の不一致、④診療時の患者対応、⑤医療に対する不信感、⑥介護負担からの疲労、などが考えられますが、その多くは、コミュニケーション不足（情報量の不足）から生じています。そして、医療者側がそれに気づかず、小さな出来事が重なり増幅していくと、やがてクレーマー化していきます。このような事態を未然に防ぎ、よりよい関係を築くためには、保護者の心理状況を早期に察知して対応することが重要です。

● 観察ポイントと対応方法

　「言葉にならない」、「言葉にしにくい」訴えは、

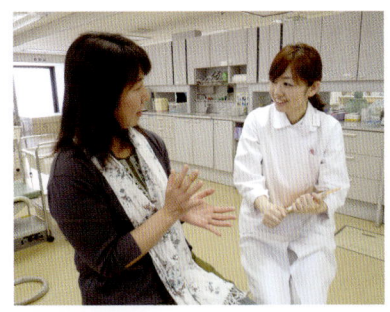

図❶　医療面接時の対応
目線の高さを揃え、並列に座ると威圧感を与えず話しやすい雰囲気を作れる

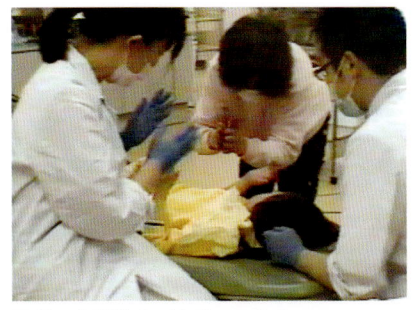

図❷　歯科治療が上手にできた！
「泣いている姿は見たくない」と心配していた母親も、上手にできたことを大喜び。保護者にとっても大きな自信となった

些細な言動に現れていることが多く、①表情や態度、②医療面接時の受け応えの様子、③診療中の保護者の声かけ、④キャンセルが多くなる、などの言動から読み取れます。表情や態度は、緊張感がほぐれ、素に戻りやすい待合室や受付での様子を意識的に観察すると本当の姿や思いが見えてきます。医療面接の際、「なかなか話してくれない」、「模範的な答えしか返ってこない」など、本音が引き出せないときは、今までの養育態度や躾を否定・非難されないか、保護者が不安を抱き、心を閉ざしていることがあります。このような場合は、たとえ間違った養育方針や考え方であっても否定せずに受け止め（受容）、今までの状況を保護者の立場に即して理解する（共感）ことが大切です。

診療中、「痛いよね」、「早く終わりにしてほしいね」、「もう終わるからね！」と、心配のあまり子どもへの声かけが多くなる保護者がいますが、これも診療スタッフとの信頼関係がまだ確立していない証です。特に"痛み"を連想させる負の言葉かけは、子どもの不安を増強し、診療の妨げになります。理由を十分に説明し母子分離を図るか、チェアーサイドで子どもが頑張れる姿を見てもらうとよいでしょう。

キャンセルは、診療方針やスタッフの対応に不満がある場合にも多くなるため注意が必要です。キャンセルが続いたときは、歯科衛生士から「何か気になっていることはありませんか？」と声をかけ話すきっかけを作るとよいでしょう。

もし保護者からの訴えやトラブルに直面した場合は、正確に情報を収集し、解釈のズレが生じないよう要点をまとめて確認します（要約と確認）。そして、担当医に報告し、誠実な態度で迅速な対応を心がけます。

いろいろなタイプの歯科衛生士になろう！

「下町のお母ちゃん」、「キャリアウーマンで知的な母親」、「若いギャルママ」など保護者のタイプはさまざまです。私たち歯科衛生士は、いろいろな顔をもち合わせ、保護者のタイプに合わせて雰囲気を作り、話し方や説明の仕方を変えて対応することが理想的です。より身近に感じてもらえれば、情報量は増え、より適切な歯科診療に繋げることができます。そして、我が子の行動変容は保護者にとって大きな喜びとなり（図２）、その結果、歯科診療に対する協力性は高まり、医療従事者との信頼関係はより深いものとなっていきます。

【参考文献】
1）二宮克美：対人関係の発達．基礎発達心理学 第1刷，放送大学教育振興会，東京，2006：151-165.
2）Victor Lenchner：家族の影響．歯科診療における小児の取り扱い，国際医書出版，東京，1982：99-118.
3）森崎市治郎：障害のある人の社会的および心理的問題．スペシャルニーズデンティストリー障害者歯科 第1版，医歯薬出版，東京，2009：8-10.

※写真は許可を得て掲載しています

第1章 小児患者のマネジメント

筒井 睦 Mutsumi TSUTSUI
九州看護福祉大学 口腔保健学科／歯科衛生士

非協力児への対応

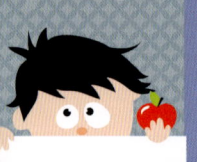

 非協力児とは

小児歯科診療室における小児は、治療に協力してくれる、少し協力してくれる、泣いて全く協力してくれないなど、さまざまな態度をとります。その態度により、私たち歯科衛生士は小児の対応について考えなくてはなりません。

一般に、歯科治療に非協力的な小児とは、歯科治療を明らかに拒否する患児や、拒否を示す患児です。

 対応方法

治療を拒否する患児への対応方法は、行動療法的対応、抑制的対応、鎮静・減痛下での対応、全身麻酔下での対応などさまざまな方法があります。また、非協力児が泣いたり暴れたりする場合に、切削器具による口腔内損傷、誤嚥や嘔吐、吐物による窒息、チアノーゼや呼吸停止など、偶発事故が起こる可能性がありますので、常にリスクを考えて行動することが必要です。また、多くの保護者にとって、下記の対応方法はご存知ではないことが多いので、事前に十分な説明が必要です。近年、事前に同意書をもらう病院・医院も増えています。

1．明らかに拒否を示す患児への対応

歯科診療室に入らない、診療台に上がらない、診療台に上がっても口を開けない、診療室に入る前から泣いているなど、明らかに歯科治療を拒否している小児への対応です。ここで注意することは、「なぜ歯科治療を受け入れられないのか」と

いう点です。歯科治療ができるようになるには3歳以上の精神的発達が必要であるといわれていますので、3歳未満の小児や精神発達が3歳未満の障がい児（精神発達遅滞）など、歯科治療を受けるのは難しいことを知っておく必要があります。

また、3歳以上でも過去において歯科治療時に嫌な経験をした小児は、歯科治療を拒否することがありますので、「患児を知る・理解する」ことが重要です。そのためには、医療面接などの際に、保護者などから患児の情報収集を必ず行うことが必要です。

一方、3歳以上で泣いたり暴れたりしている場合は、まずは落ち着かせることが大事です。次にコミュニケーションがとれるように「声かけ」が必要です。その声かけができるように、小児の視点に立った情報収集（例えば、小児に人気のあるテレビや漫画）をすることも大切です。コミュニケーションがとれるようになれば、種々の行動療法を取り入れ、歯科治療適応過程へと導くようにします。このとき、患児に対して「褒めて自信をもたせる」ことが重要です。

2．拒否を示す患児への対応

いやいやながら治療は受けるが、不機嫌な態度を示す小児への対応です。「なぜ、イヤイヤなのか」という点を理解（不安なのか恐怖なのか）したうえで、種々の行動療法を用いて対応することが重要です。そのためには、わかりやすい言葉で治療を説明するなど、細やかな配慮が必要です。

3．泣く患児への対応

泣くという行動は、小児にとって不安や恐怖、

自分の欲求が認められないための怒りなど、不快な情動の表現の一つです。小児歯科臨床ではよく泣いている小児を見かけますが、その泣き声の意味を考え、対応することが大切です。Elsbachは歯科治療時の小児の泣き声を、以下の4つに分類しています。

1）強情泣き
治療に反抗してかんしゃくを起こし、サイレンのように大きな声で泣いている状態。抑制的な対応をする場合が多いですが、治療中は声をかけ、治療ができたらすぐに褒めることが大切です。

2）痛がり泣き
治療の痛みが原因でしくしく泣いている状態。痛みを取る処置が必要です。

3）おびえ泣き
治療や診療室の雰囲気におびえて泣いている状態。おびえている対象を明らかにして、行動療法を用いて不安や恐怖を軽減することが必要です。

4）補償泣き
声を出して泣いているが涙は出ていない状態。これは声を出して気分を発散させている場合が多いので、無理に泣きやませる必要はありません。

4．泣き騒ぐ、怒る患児への対応
歯科治療に対する理解ができずに泣き騒ぐ、また自分の欲求がとおらないために怒ったり暴れたりする小児がいます。このような場面では、以下の対応法を用いることがあります。

1）抑制的対応法
①ハンドオーバーマウス（HOME）法
大声を出して暴れる患児に対し、術者のほうに注意を向けさせ、歯科治療に協力させるために使う方法です（図1）。

②抑制具による方法
保護者の同意のもと、身体の動きを物理的に抑制して歯科治療をする方法です。専用の器具には、

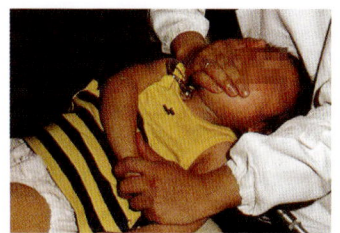

図❶　ハンドオーバーマウス法の様子

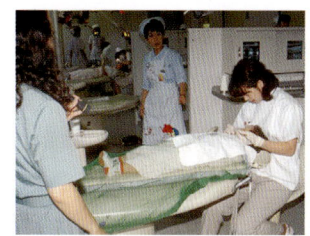

図❷　レストレイナーを使用している様子

マジックベルト、レストレイナー（図2）があり、体が小さい小児の場合、バスタオルを用いる場合もあります。

2）鎮静・減痛下の対応
患児の意識を失わせることなく有意識下で、不安や恐怖心による精神緊張を軽減させる方法です。

①笑気吸入鎮静法
笑気と酸素の混合ガスを用いて不安や緊張を緩和させ、歯科治療に協力させる方法です。

②聴覚減通法
歯科治療時に生じるタービンの切削音、バキュームの吸引音などの不快音を遮るために、ヘッドホンなどで音楽を聞かせ、緊張や不安、恐怖心を軽減させようとする方法です。

③前投薬法
小児が興奮や緊張で歯科治療が行えない場合、歯科治療開始前に鎮静剤などを与え、歯科治療時に鎮静状態にして歯科治療に適応させようとする方法です。

3）全身麻酔下での対応
障がい児や非協力児で処置が急がれる場合、そして、全身管理が必要な全身疾患を有する患児などに全身麻酔下（無意識下）で歯科治療を行う方法です。

【参考文献】
1）小林利宣：教育臨床心理学中辞典．北大路書房，京都，1990．
2）日本障害者歯科学会：スペシャルニーズデンティストリー障害者歯科．医歯薬出版，東京，2009．
3）全国歯科衛生士協議会：新歯科衛生士教本小児歯科学．医歯薬出版，東京，1994．
4）全国歯科衛生士協議会：最新歯科衛生士教本小児歯科．医歯薬出版，東京，2011．

第1章 小児患者のマネジメント

小暮弘子 Hiroko KOGURE
東京都・東京都立心身障害者口腔保健センター／歯科衛生士

障がいのある子どもへの対応

障がいのある子どもへの対応と聞くと、特別な歯科治療の方法があるように思われますが、歯科治療の内容や処置方法、対応に関しては、健常な小児と何ら変わるところがありません。では、障がいのある子どもの歯科診療は、どのようなところに気をつけてみていけばよいのでしょうか。押さえておきたいポイントをご紹介します。

● 障がいのある子どもを理解するには

障がいのある子どもを理解するには、暦年齢だけではなく発達年齢を捉える必要があります。障がいのある子どもは全体の発達がゆっくりであったり、ある部分だけ落ち込んでいたりと、ゆがみが認められます。そのため、周囲は患児の対応に戸惑いを感じることが多いのです。障がいのある子どもにかかわる際は、その子の発達段階を知り、それに合わせて対応していくことになります。

例えば、暦年齢は8歳であっても理解力が3歳程度の子どもに歯磨きを教えるときは、3歳の子どもに理解できるような方法で教えていけばよいのです。更に、障がいのある子どもを理解するためには、その子どもの行動をよく観察することが重要です。たとえ発語のない子どもであっても、視線や表情、態度など非言語的コミュニケーション手段を手がかりに、その子どもの気持ちや考えを読み取ることができます。

また、重度の身体障がいがあり、身体表現が乏しい場合には、呼吸や脈拍、血圧などのバイタルサインが、心理的な状態や痛みの有無を知る手がかりとなります[1]。

● 能力や全身状態を個性として捉える

「障がい児」と聞くと、どうしてもダウン症や自閉性障がい、脳性麻痺などの疾患名に目がいきます。もちろん、それぞれの疾患の特徴を知るのは重要なことです。例えば、ダウン症であれば先天性心疾患や環軸椎不安定症（首の骨が不安定な状態）を合併しやすいといわれており、歯科診療時に注意が必要となります。しかし、すべてのダウン症児にみられるわけではありません。同じ疾患をもっていたとしても、性格や能力、発達段階、全身状態、育ってきた生活環境など個々によって全く異なるのです。疾患の特徴だけにとらわれるのではなく、個々の特徴を把握して、一人の個性ある人間として接することが大切です。

● 口腔疾患は"障がい"を重くする⁉

う蝕や歯周病などの口腔疾患は、障がいのある子どもの生活に大きな影響を与えます。例えば、むし歯の痛みがある自閉性障がいのTくんは、痛みで食事が思うように食べられず、最近は自傷行為や多動が増えてしまいました。すぐに歯科医院を受診しましたが口腔内を触られることを嫌がり、歯科治療が以前より困難になってしまいました。

このように、障がいのある子どもにとっての口腔疾患は、その子がもっている基礎疾患の他に、新たな二次的障がいを作り出す可能性があります。それらを予防するためには、早期からの定期管理が重要であることを保護者に伝えていくのも、歯科衛生士の大切な役割です。

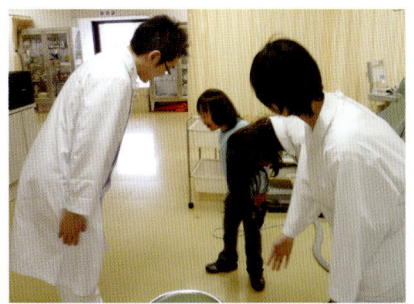

図❶ 診療前後には挨拶を促して社会性を育む

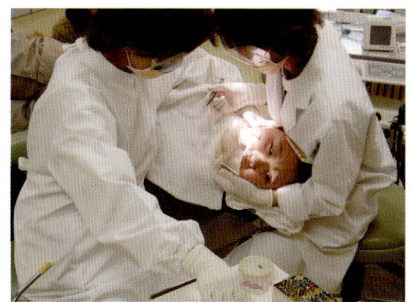

図❷ 視覚刺激に敏感で器具の追視がみられる

診療の流れに沿った対応のポイント

①**来院前**：歯科診療を受診するにあたって保護者に気をつけてもらいたいことがあります。それは、子どもに嘘をついたり誤魔化しながら連れてこないことです。「注射するの？」など不安から出る質問に対しては、「先生に聞かないとわからない」と答えてもらうこと、叱るときに「言うことを聞かないと先生に注射してもらうよ！」など歯科医師や注射が負のイメージに繋がるような対応は控えてもらうことなどです。

②**入室時**：体調不良や生活環境の変化、尿意などは不適応行動に繋がりやすいため、診療前に必ず確認するようにします[1]。待合室から診療室への移動は、歩行が可能であればできるだけ自力で行ってもらいます。ユニットに座るときは靴を自分で揃えさせるようにしたり、診療スタッフとの挨拶を毎回必ず行うよう支援する（図1）など、歯科の場面だけではなく日常生活に広がりがもてるような働きかけをすることも大切です。

また、自閉性障がいのなかには視覚や聴覚、触覚などに対して非常に敏感な方がいます（図2）。周囲の動きが気になって診療に集中できない子どもには、個室に誘導したり、カーテンを引いたりして刺激を遮断します。体温調節が苦手な子どもも多いため、術中の体温管理や発汗、診療後の着替えにも配慮が必要となります。

③**実際の診療**：健常な小児に対する行動変容法を応用しながら、歯科の器具や処置に対しての不安や恐怖心を少しずつ取り除いていきます。その際の声かけにも配慮が必要です。術者が患児に話しかけている際は、混乱を防ぐため、介助者からの声かけを控え、術者が褒めているときには一緒になって褒める、10数えるリズムに合わせて肩を軽く叩くなど、術者の対応に同調した態度や働きかけをします。また、術者が治療に集中し、適切な声かけや対応ができないときには、介助者が声かけを担当します。小さな変化を見逃さず、できたときはその場で十分に褒め、自信や達成感を与えることが重要です。できると思い、わかると信じて教えていきます。

④**診療終了後**：物質的なものではなく、「よく頑張ったね、偉かったね」など、言葉によるご褒美をたくさんあげるようにします。

おわりに

障がいのある子どもへの対応は、周囲の温かい目と少しの配慮で可能になります。私たち医療従事者が子どもたちの世界に歩み寄ること、そして、成長や発達を支援できるような知識と技術をもち合わせることが重要なのです。

【参考文献】
1）石井里加子：明日から活かす歯科診療補助の基本とTips. 障歯誌, 31（1）：21-29, 2010.

※写真は許可を得て掲載しています

第1章 小児患者のマネジメント

寺田ハルカ Haruka TERADA
福岡県・おがた小児歯科医院／歯科衛生士

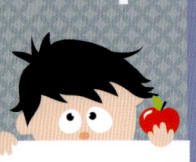

診療補助のポイント

● 診療補助における歯科衛生士の役割

　小児歯科の歯科診療における歯科衛生士の役割は、歯科医師が行う治療の補助だけではなく、患児が安心して歯科治療を受けられるための支援や介助も含まれます。従って、歯科衛生士は子どもの発達を理解し、診療を行う前の患児の心理状態がどのような状況であるかを把握したうえで、発達と心理状況に応じた対応を行うことが大切です。
　また、歯科衛生士は患児、保護者、歯科医師の三者の間に入って歯科治療を円滑に進める役割も担っています[1]。更に、歯科衛生士は患児の治療の負担を軽減するため、その日の治療内容をあらかじめ確認したうえで必要な器材を準備し、チェアータイムを短くするなどの配慮も必要です。

● 小児歯科治療におけるチェアーポジション

　一般的に小児の診療は水平位で行い、術者と補助者の4本の手で行うフォーハンドシステムに基づくチェアーポジションが適しているとされています[1]。この方法は、術者の2本の手に補助者の手が加わることで、4本の手が作業を分担しつつ、円滑で効率のよい診療を行うものです。
　しかしながら、患児が安心して歯科治療を受けるためには、更にもう1人の手が加わったシックスハンドシステムが取り入れられています。一般歯科でのシックスハンドシステムは、3人の両手を用いて受け渡しや情報の伝達を行う方法で、術者、補助者、補助者の介助者から成ります[2]。フォーハンドシステムにもう1人加わった介助者

である歯科衛生士は、3時の位置で、患児が安心して歯科治療を受けるための手助けも行います（**図1**）。歯科衛生士は歯科治療中に患児の表情や体の動きを観察し、患児の心理状態を読み取り、寄り添いの姿勢で接します。そのためには、TLCの考え（Tender Loving Care：愛情をもって接する）で心理状態に応じた声かけによる励ましだけでなく、肩や腕に触れながら治療に対する不安や緊張を和らげます。
　また、9時の位置にいる歯科衛生士は歯科医師の診療補助に徹し、術者に遊びの時間がないよう手際よく器具や材料の受け渡しを行います。患児は長時間の治療には耐えられないため、術者とそれぞれの診療補助者が役割を分担し、3人の両手のすべてを使い短時間でスムーズな治療を心がけることが大切です。この方法の欠点は、3人が必要になるというマンパワーの確保にあり、どこの医院でも可能とはいえません。

● 治療中の器具の受け渡し方法と場所

1．器具の受け渡し方法

　歯科医師が治療部位から目を離さず、手を出したときに器具を自然に受け取れるよう、かつ受け取った手でそのまま処置ができるように行います。つまり、渡すことでその行為が終わるのでなく、渡した後の術者の作業の流れまで考えて渡すことが必要です。
　そのためには、歯科衛生士は治療の手順を把握したうえで、「今術者は何を考えているのか」、「次はどのような器具や材料が必要か」など、歯科医

師の行動を察知してタイミングよく手渡せるよう心構えが必要です。従って、歯科衛生士と歯科医師間のタイミングのよい最小限の指示と、最大限の理解と行動が不可欠です。

歯科衛生士の対応の遅れや歯科医師が繰り返し同じ指示を出すことは、患児に緊張感をもたせるだけではなく、診療効率も低下させます。

2．器具の受け渡し場所

受け渡し場所は、患児の死角の位置となるヘッドレストの後方及び下方、患児の下顎の下方などで受け渡すことが望ましいとされています[1]。

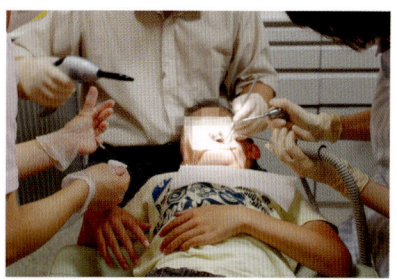

図❶　シックスハンドシステムにおける診療風景。3人の両手のすべてを使い、短時間でスムーズな治療を心がける

 ライティング

無影灯の光は、直接患児の目に入らないための配慮が必要です。不用意にライトのスイッチを入れると突然患児の目を照らすことがあるため、スイッチを入れる前に無影灯の角度を顔面から胸腹部へとずらし、そこでオンにしてゆっくりと口腔へ移動させることを習慣づけておきます。

 治療前に行う準備

1．来院当日

歯科衛生士は、治療の前に処置内容と患児の発達状態や適応状態をチェックしておくと、スムーズな補助が可能になります。そのためには、治療当日に来院予定の患児について診療録から前回の処置内容や当日の予定、適応状態などを知り、必要であれば担当歯科医師と処置の進行予定や行動管理の打ち合わせをすることで、無用な混乱を防止できます。

また、歯科衛生士は治療前に処置予定歯の状態をX線写真などで知り、う蝕の大きさなどから処置の手順の予測を立て、必要な器具、薬物などの用意を行います。それによって、突然の処置変更にも混乱なく対応でき、患児に余分な負担をかけなくて済みます。

2．患児の社会性や発達、性格の評価

治療に対する患児の適応を予測するため、患児の発達や性格を評価します。評価は初診時に最も詳細に行います。歯科治療への適応力の評価は、患児の年齢が基本的な基準です。その次はことばによるコミュニケーション力です。ことばでの相互交渉が可能なら、治療への適応力も高いと思われます。簡単な声かけが患児の適応力を引き出すことになるため、治療時の声かけとそれに対する反応と表情は大切な情報です。

3．器材の準備

治療内容に応じて、使用器具はトレーごとに準備しておくトレーシステムが効率的で、清潔の維持、整理整頓の意味からも効果的です。また、器具も綿花やガーゼと診療基本セットのみにして、必要なもの以外をブラケットテーブルの上に置かないようにします。

 患児の誘導

患児の誘導は、治療を円滑に行えるか否かを左右するポイントです。患児の発達や性格の評価を参考に、歯科医師は患児の行動を予測し、対応の方法を歯科衛生士に指示します。歯科衛生士は、「待合室で患児へ呼びかけたときの表情」、「待合室で保護者と離れるときの様子」、「誘導時の様子」、「チェアーに座るときの様子」など患児の反応を見逃さず、歯科治療に対する患児の警戒心をはか

り、適切な声かけを行います。導入時に患児が考えていることは「今日はどんなことをするのだろう」ですから、患児に理解できることばでの説明が必要です。なかには視覚的情報を用いると効果的な場合もみられます（図2）。何の説明もないと、不安は大きくなるばかりです。自分から処置の内容を聞く患児もいます。歯科衛生士は小児の発達心理学的特徴や行動変容法の基礎など、対応法について十分理解しておくことが必要です。そして、患児に我慢させるのではなく、患児がもっている社会性の力を十分に引き出し、自信をもたせることが大切です。

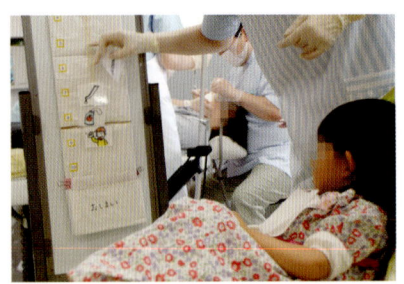

図❷　視覚的情報を用いた説明。視覚支援は自閉性障がいのある人に用いられるが、歯科治療に不安をもつ患児にも効果的な場合がみられる

診療補助・介助時に配慮すべきポイント（表1）

1．窩洞形成・充塡
①ラウンドバーは、窩洞形成前にう窩の大きさや罹患歯に応じたサイズを用意します。
②切削時にタービンの音で拒否行動を起こす可能性があるため、素早く対応できる準備をしておきます。
③ラバーダム防湿下での治療では、分泌物の貯留に配慮して吸引が必要なこともあります。また、激しく泣く患児は嘔吐する場合があり、素早く対応するための心構えも必要です。
④簡易防湿では切削時に舌や頰粘膜を傷つけないための補助が必要で、バキュームの先端で舌を排除したり、ミラーの把持部で頰粘膜を保護することもあります。

2．コンポジットレジン修復
①隣接面う蝕では、セルロイドストリップスやマトリックスバンドなどの隔壁が使用されますが、挿入時に出血、浸出液が予想されるため、圧迫止血のための綿球を準備しておきます。

3．メタルインレー修復
①印象採得時、歯科衛生士は印象材を練り始めるときに「練ります」と声をかけ、歯科医師と印象材を使用するタイミングを合わせます。
②アルジネートを用いて印象採得を行う際、熱い寒天シリンジが口角や口唇に当たらないよう指で排除を行います。また、低年齢児では寒天シリンジが注射筒ではないことも事前に教えておく必要があります。
③テンポラリーストッピングを使用する場合は、加熱しすぎないようにします。また、レジン系の仮封材の使用では、リキッドの刺激的臭いの説明もします。
④合着時は仮封材の取り残し、2級窩洞では隣接面からの出血に注意します。
⑤ラバーダム防湿を行わずにインレーなどを装着する際には、患児が急に動き、口腔内にインレーが落下する可能性があります。従って、歯科衛生士は修復物が装着される瞬間は患歯から目を逸らさず、患児の動きに対応する態勢でいることが大切です。万一修復物が口腔内へ落下した場合は、慌てずに顔を横に向け、即座にバキュームで吸引します。
⑥合着後の2級窩洞の隣接面清掃のためのデンタルフロスは、合着したインレーが脱離しないよう合着材の十分な硬化後に行うことが大切です。

4．全顎トレーによる印象採得
①嘔吐反射のある患児の場合は、座位の姿勢で比較的嘔吐反射の少ない下顎の印象採得から始めます。また、アルジネートを用いて印象採得を行うときは硬化時間の短いものを使用し、やや硬めに

表❶　診療補助・介助時のポイント

処置内容	診療補助・介助時の留意点
誘導	・患児に理解できる言葉で処置の内容を説明する ・待合室で患児へ呼びかけたときの表情、待合室で保護者と離れるときの様子、待合室から診療室への誘導時の様子、診療台に座るときの様子等の反応を見逃さず、適切なことばかけをする
局所麻酔	・注射筒は患児の目に触れない位置で受け渡しをする ・表面麻酔塗布時間は必要に応じてタイマー・砂時計等を見せ、待つ時間を明確にする
窩洞形成	・ラウンドバーはう蝕の大きさや罹患歯によって異なった大きさのものを使用する ・ラバーダム防湿下での治療では、嘔吐に対する心構えが必要
コンポジットレジン修復	・隔壁を挿入する際は出血や滲出液が予想されるため、圧迫止血のための綿球を準備する ・充塡器の先端は乾いたガーゼで拭く
メタルインレーの修復	・歯科医師と印象材を使用するタイミングを合わせる ・熱い寒天シリンジが口角や口唇に当たらないよう、指で排除を行う ・テンポラリーストッピングを使用する場合は、加熱しすぎない ・レジン系の仮封材の使用では、リキッドの刺激臭の説明をする ・合着時は仮封材の取り残し、2級窩洞では隣接面からの出血に注意する ・2級窩洞の隣接面の清掃のためのデンタルフロスは、インレーが脱落しないよう合着材の十分な硬化後に行う
直接覆髄法 窩洞の乾燥、止血	・乾燥には滅菌した小綿球を使用するため準備する ・裏層器やピンセットは滅菌したものを準備し、不潔にならないよう注意する
乳歯抜歯	・抜歯時は患児が急に動き、抜いた歯が咽頭部へ落下する可能性があるため、抜歯部位の方向に顔を傾け即座にバキュームで吸引できる態勢で補助する ・浸潤麻酔を行った場合は、唇を咬まないように注意を与える ・咬傷した場合は心配しないでよいこと、心配であれば連絡を入れることを事前に説明しておく ・咬傷の予防にはガーゼを咬ませる、あるいは医療用テープを利用し、口唇に貼るなどの工夫を行う

練和します。更に、トレーには不必要に印象材を盛らず、治療前に食事を控えてもらうなどの工夫が必要です。

5．生活歯髄切断法

①髄腔の拡大、天蓋除去時は、ラウンドバーは滅菌したもので切れ味のよいものを準備します。生活歯髄切断のためのセットは、常に滅菌したものを用意しておきます。

②バキュームチップの先端は汚染されているので、処置歯に接触させないよう配慮します。

6．根管治療

①ブローチ、リーマーを多数用意しておき、根管治療、貼薬、仮封まで連続して行います。綿栓の太さは前歯部であれば太めに巻きます。また、根管の化学的清掃剤は、根管清掃時に確実に吸引しなければラバーダム防湿下に薬剤が漏れ、粘膜腐蝕、炎症などの重大な事故を引き起こすことがあるため注意します。更に、仮封時ストッピングキャリアを使用する場合は口唇を火傷させないように、歯科衛生士は素早く口角や口唇を排除します。

7．抜歯

①浸潤麻酔時の注意は、注射筒を術者へ渡す際、患児の死角になっている顎下部から胸元の範囲、あるいはヘッドレストの下部で行うようにします。歯科医師や歯科衛生士は、「注射」ということばを不用意に用いないよう配慮します。

②抜歯時は患児が急に動き、抜いた歯が咽頭部へ落下する可能性があるため、咀嚼の対応を考えながら補助につきます。歯の咽頭部への落下の予防として、抜歯部位が下になるよう顔を傾けて処置を行うよう誘導し、脱落時には即座にバキュームで吸引できる態勢で補助します。

③浸潤麻酔後は、口唇を咬まないように注意を与えます。咬傷は保護者との信頼関係が崩れる可能性もみられ、心配しないでよいこと、心配であれば連絡を入れることを事前に説明しておくことが大切です。また、咬傷の予防にはガーゼを咬ませる、あるいは医療用テープを利用し、口唇を咬みにくくするなどの工夫を行います。

【参考文献】
1）大島　隆,他：小児歯科診療における診療補助．最新歯科衛生士教本小児歯科，医歯薬出版，東京，140-162，2011．
2）別部智司：歯科治療の体制．実践歯科診療補助，92，医歯薬出版，東京，2008．

第1章　小児患者のマネジメント

井形紀子　Noriko IGATA
鹿児島県・おく小児矯正歯科／歯科医師

弘野美紀　Miki HIRONO
同／歯科衛生士

ラバーダム防湿の実際と注意点

 ラバーダム防湿は診療効率が悪くなる？

　ラバーダム防湿は小児の治療に欠かせない術式の一つです。その利点として、①唾液からの汚染防止（小児は唾液の分泌量が多いのですが、容易に防湿できます）、②薬品や器具からの周囲軟組織の保護（小児の場合、不必要に舌を動かしたり体動がみられたりしますが、バキューム操作も含め、対応しやすくなります）、③器具類の誤飲防止、④術野の明示、などがあり、ラバーダムを使うことによって治療効率は格段に高まります。

　ところが、一般歯科医院での小児患者へのラバーダムの使用率は、2割程度しかありません[1]。使用しない理由として、「診療効率が悪くなる」という回答が多くみられました。

　最初は手間がかかりそうと思われるかもしれませんが、慣れれば短時間で装着でき、治療効率がアップするのがラバーダム防湿です。「急がば少し回れ」と考え、身につけてほしいと思います。

　一般的な使用法を図1～7に示します。

 保護者への説明

　ラバーダム防湿について、小児はもちろん保護者の認識は低く、8割近くが知りません。保護者自身、歯科治療の経験はあっても、ラバーダム防湿の経験はない場合がほとんどです。まずは保護者に必要性を理解してもらうことが重要です。

 小児への説明・対応

　治療のトレーニングのなかで、ラバーダム防湿のトレーニングも行い、装着までのすべての流れを練習します。他のトレーニング同様、行動変容法の「Tell・Show・Do（TSD）法」（序文参照：P10）などを使って練習します。

【Tell】
　何を行うかだけでなく、必要性も説明します（「退治したムシがお腹の中に入らないようにするね」など）。

【Show】
　実際にラバーや器具を触ってもらうこともあります（「このボタン（クランプ）がムシを捕まえてくれるよ」など）。

【Do】
　手鏡で見せながら、口腔内に装着していきます。
　どの過程でも言葉がけを常に行って、特にクランプを装着したときなどは褒めてあげましょう。装着した状態を保護者に見てもらうと、より納得されることが多いです。

　ラバーを装着すると、小児は話をするのが難しくなります。装着前に合図を決めるなどして、意思疎通ができることを説明しておきましょう。また、ラバーを装着していても唾液は飲み込めるのですが、溜めてしまう小児もいますので、その場合はバキュームで吸引します。また、色付きのラバーはチアノーゼなど口唇の色の変化に気づきにくい場合がありますので、小児の反応には十分に留意しましょう。

【参考文献】
1）稲田絵美，他：南九州地域の歯科医院における小児患者へのラバーダム防湿使用についての実態調査．小児歯科学雑誌，44（1）：24-30，2006．

※写真は許可を得て掲載しています

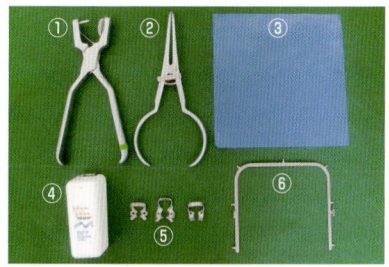

図❶　セット一式。①ラバーダムパンチ、②クランプフォーセップス、③ラバーダムシート、④デンタルフロス、⑤クランプ、⑥ラバーダムフレーム

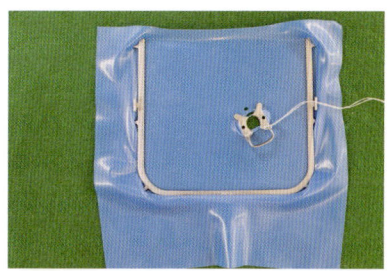

図❷　ラバーダムパンチで穴を開ける。穴が大きすぎると唾液が流入することがある。誤飲防止のため、フロスを通したクランプをシートに装着する

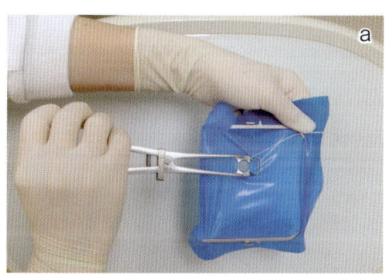

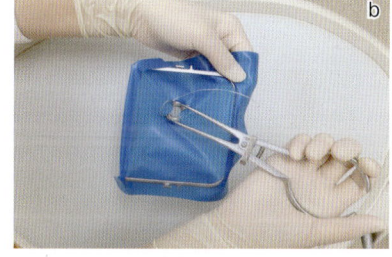

図❸ab　フォーセップスでクランプを把持し、少し広げた状態で口腔内に近づける。このとき、ラバーが鼻孔にかからないよう注意する（a：上顎の場合、b：下顎の場合）

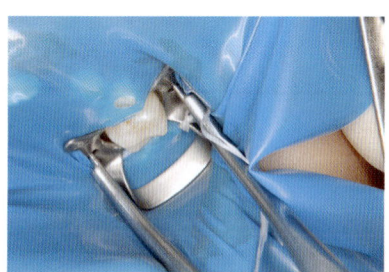

図❹　クランプを歯肉に不必要に食い込ませないように、歯を滑らせるようにして徐々に適合させる。歯のアンダーカット部でしっかり把持されていないと、治療中に脱離しやすくなる

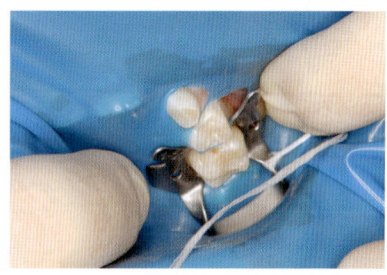

図❺　クランプのウイング部にかかっているラバーを外す。不完全だと唾液が流入してしまう

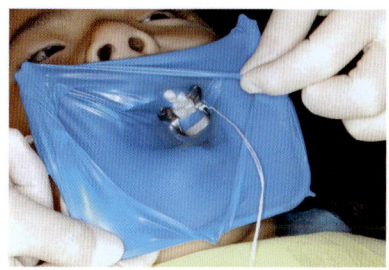

図❻　ラバーのたわみを調整し、端をフレームに引っかける。このとき、フレームの先端が顔に触れないように注意する

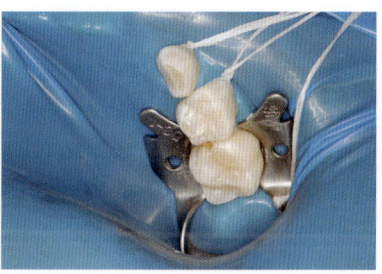

図❼　クランプの前方の歯を、フロスで結紮して露出させる。フロスはまとめ、術野を妨げないようにする

8　ラバーダム防湿の実際と注意点

COLUMN

Q 1歳半の子どもが歯磨きを嫌がります。よい方法はありますか？

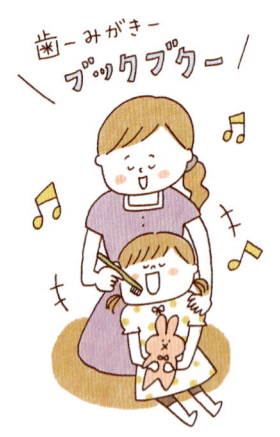

A この年齢のころは歯磨きを嫌がる場合が多いので、清潔な指で口の中を触れ、口をいじられることに慣れさせるところから始めます。楽しい歌を歌いながら笑顔で磨いてあげてください。保護者の方も一緒に歯磨きをするとよいでしょう。また、寝かせ磨きをするときは、時間をかけずに効率よく行うことです。大切なことは、毎食後に歯磨きをする習慣をつけることです。

ところで、歯を磨くことに一生懸命で、子どもが不快な思いをしていないでしょうか？歯を磨くことに夢中で口を開けたままだと、唾液が喉に溜まり呼吸ができずに苦しくなります。一度歯ブラシを口から抜いて唾液を飲み込むと、呼吸が楽になります。これは一例ですが、子どもがなぜ嫌がるかを考える必要があります。

Q 歯の治療をするとき、どうしてゴムのマスクをかけるのですか？

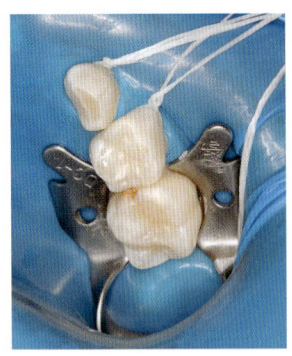

▲ラバーダム装着（口腔内）

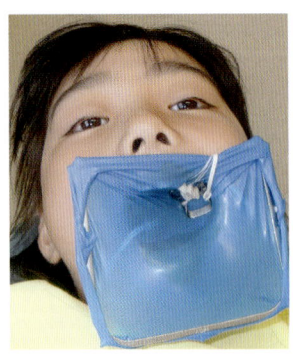

▲ラバーダム装着（顔面写真）

A 子どもはどうしても急に動いたりするので、治療をするときに、薬剤、銀歯、器具などを誤って飲み込んだり、歯を削るとき、唇や舌を傷つけたりすることを防ぐためです。また、唾液によって詰め物と歯との接着性が弱まったり、歯の根の治療のときは、唾液や細菌を歯の中に入れないようにするために必要なのです。

日本小児歯科学会HP　こどもたちの口と歯の質問箱より引用改変
※写真は許可を得て掲載しています

第 2 章

う蝕予防

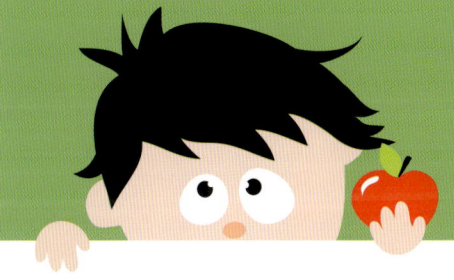

第2章　う蝕予防

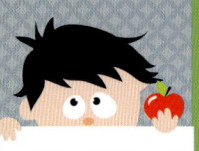

奥 猛志 Takeshi OKU
鹿児島県・おく小児矯正歯科／歯科医師

う蝕発症要因と保健指導

う蝕発症のメカニズム

う蝕予防のための保健指導を行うには、う蝕が発生するメカニズムを理解したうえで、一人ひとりの子どもたちのう蝕発症のリスクを評価し、個々の問題点に対して具体的に保健指導をすることが効率的です。

う蝕発生のメカニズムですが、まず、口の中のミュータンス連鎖球菌がショ糖（砂糖）を分解して不溶性グルカンを産生します。この不溶性グルカンは歯面に強固に付着して、ネバネバしたプラークを形成します（図1）。

一方、プラーク中の細菌は、ショ糖を中心とする炭水化物を分解して酸を産生します。産生された酸はプラーク中に長時間停滞し、エナメル質を脱灰させます。そして、脱灰が進行してう窩を形成し、「むし歯」を作ります。つまり、不溶性グルカンと酸の両方を出す条件が揃って、う蝕が引き起こされるのです（図2）。

ところで、母乳はう蝕の原因になるのでしょうか。母乳中の乳糖もミュータンス連鎖球菌が栄養源として分解することができますが、その際、酸は産生しても不溶性グルカンは産生しません。つまり、母乳自体はう蝕になりやすい飲み物とはいえません（図3）。また、代用甘味料の代表であるキシリトールは、ミュータンス連鎖球菌が酸も不溶性グルカンも産生しないため、う蝕ができにくい糖といえます。

さて、脱灰が進行してう窩になるのですが、脱灰は一方通行ではありません。再石灰化ということばをご存じだと思いますが、歯の表面は脱灰と再石灰化を繰り返しているのです（図4）。

ステファンカーブとう蝕発症要因

ここで重要となるのがステファンカーブ（図5）です。ステファンカーブとは、歯垢中の酸性度の経時的変化を表した曲線です。一般的に歯垢中のpHは中性（pH7）に保たれていますが、食事を摂ると歯垢中のミュータンス連鎖球菌などの細菌が糖分を分解し酸を出すため、急激に酸性に傾きます。しかし、唾液の緩衝作用により、中性に戻っていきます。ステファンカーブは、個人のう蝕原

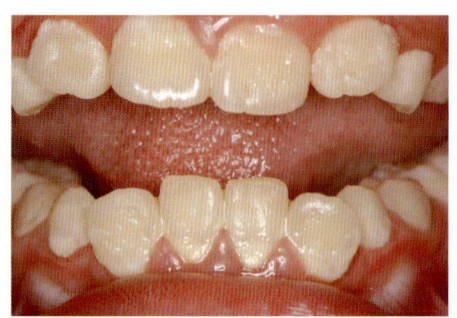

図❶　歯の表面のプラーク

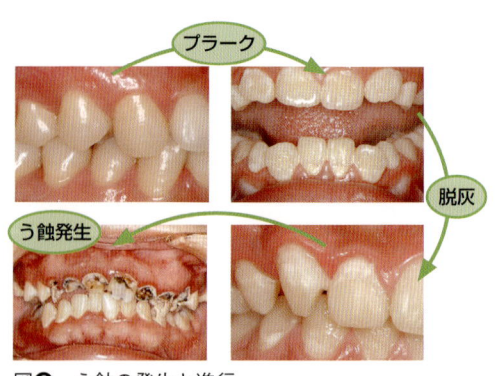

図❷　う蝕の発生と進行

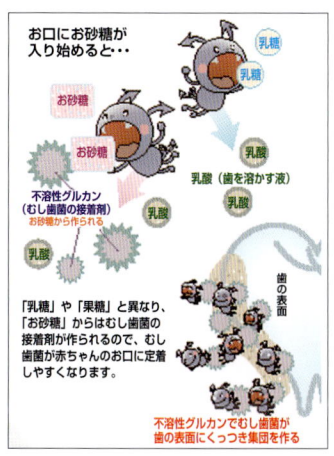

図❸　ショ糖と乳糖の違い（当院パンフレット）

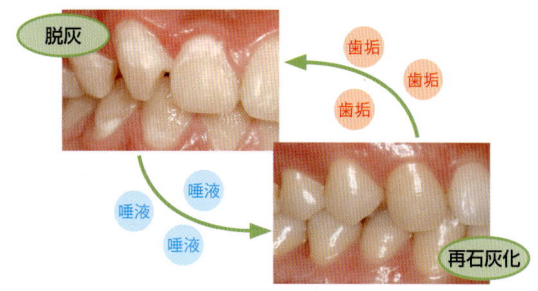

図❹　脱灰と再石灰化

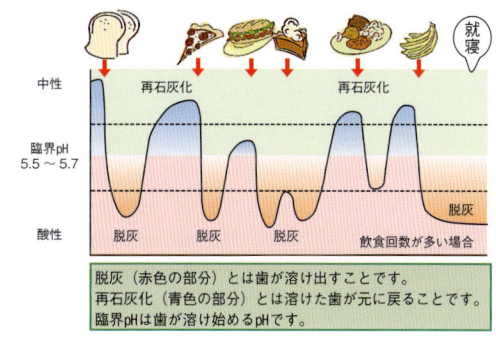

図❺　ステファンカーブ

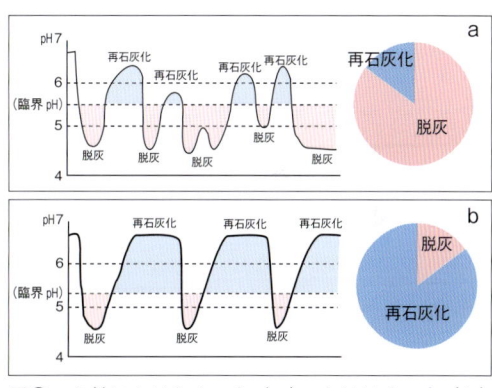

脱灰（赤色の部分）とは歯が溶け出すことです。
再石灰化（青色の部分）とは溶けた歯が元に戻ることです。
臨界pHは歯が溶け始めるpHです。

図❻　う蝕になりやすい人（a）、なりにくい人（b）

性細菌の酸産生能の強弱や唾液の緩衝能、飲食の回数等、多くの要因に左右されるのです。

　一方、ステファンカーブが臨界pH以下になると、エナメル質は脱灰し始めます。臨界pH以上では再石灰化が起こります。臨界pHは、乳歯と永久歯の違い、萌出してからの歯質の成熟度、フッ化物使用による歯質表面の耐酸性の獲得などの要因に左右されます。

　このステファンカーブと臨界pHから、歯の脱灰・再石灰化は決定されます。つまり、う蝕リスクの違いは、各個人のステファンカーブ並びに臨界pHの違いによる、脱灰・再石灰化時間の割合で決定されるのです。図6aのように、間食の回数が多かったり唾液の緩衝能が低いと、1日のなかで脱灰の割合が再石灰化の割合と比較して多く、う蝕になりやすい口腔環境になります。一方、図6bは規則正しい食事で脱灰の割合が少なく、う蝕になりにくい環境といえます。

　う蝕予防のための保健指導は、言い換えれば個人のステファンカーブを改善して、脱灰の割合を減少させていくことといえます（図7）。

　次に、う蝕発症要因を確認しましょう。カイスの輪（図8）を用いてよく説明されますが、「歯や唾液の抵抗力」、「細菌の強さ」、「食生活」の3つの要因が重なることで、う蝕は発症します。ミュータンス連鎖球菌が感染しただけではう蝕は発症しません。それぞれの要因の大きさは個人で異なり、それぞれの輪が大きいと、う蝕になりやすいといえます。

　まず、歯や唾液の抵抗力（図8の赤部分）についてですが、乳歯は永久歯より脱灰しやすい、萌出したばかりの歯は脱灰しやすい、小窩裂溝の深さには個人差がある（図9）等、個々の歯のう蝕

1　う蝕発症要因と保健指導　039

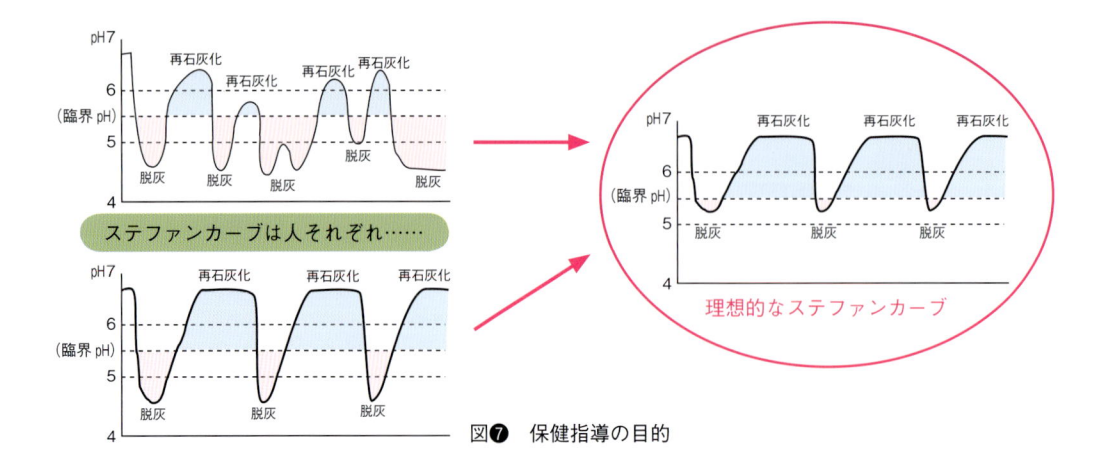

図❼　保健指導の目的

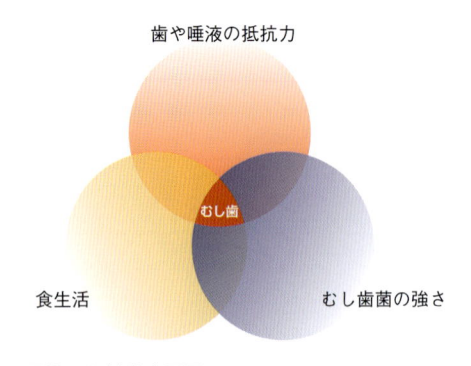

図❽　う蝕発症要因

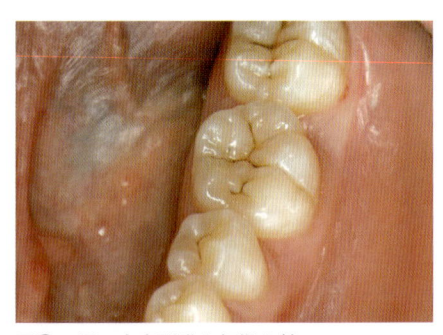

図❾　深い小窩裂溝と初期う蝕

に対する抵抗力は異なります。また、唾液は酸を中和したり歯の再石灰化を助ける作用がありますが、それは唾液の量や質に左右されます。この要因に対するう蝕予防手段としては、フッ化物による歯質の強化や、よく噛んで唾液分泌量を増大させる等があります。

むし歯菌の強さ（図8の青部分）は、細菌の種類や量がかかわってきます。ミュータンス連鎖球菌が多いと酸や不溶性グルカンの産生が増え、う蝕になりやすくなります。この要因への保健指導は、ミュータンス連鎖球菌の感染を遅らせることや歯ブラシやフロス等でのプラークコントロール、抗菌薬等による細菌への対応が挙げられます。

食生活（図8の黄部分）に関する要因は、ショ糖を含む飲食物を摂取する回数や量が問題となります。間食を控える、キシリトール等の代用糖を用いる等が、この要因への対応です（図10）。

保健指導のポイント

それでは、具体的に子どもたちやその保護者の保健行動に結びつけるような指導を行っていくには、どうしたらよいでしょうか。

「どうして、姉弟で甘い物をあまり食べない子のほうがむし歯になりやすいのですか？」。このような相談を受けることがあるかと思います（図11）。う蝕は前述のように多くの要因によって引き起こされる疾患です。保健指導では、どの要因に問題があるのかを探り、それに対して解決策を一緒に探していきます。

保健指導のポイントとして、以下のことを意識しましょう。

● わかりやすい言葉を用いる
● 一番伝えたいことに絞って指導する
● 感動や刺激を与える

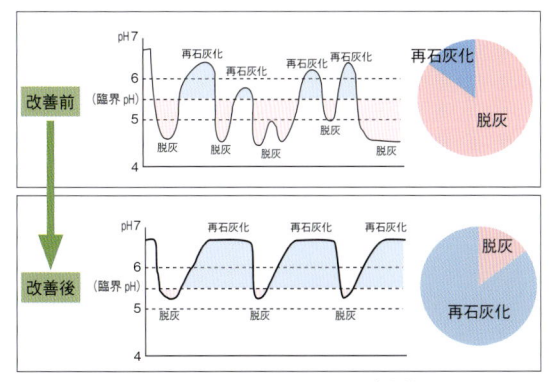

図❿　保健指導によるステファンカーブ改善

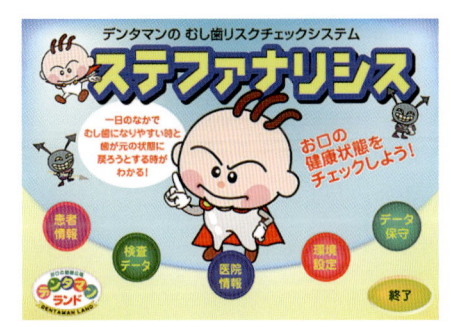

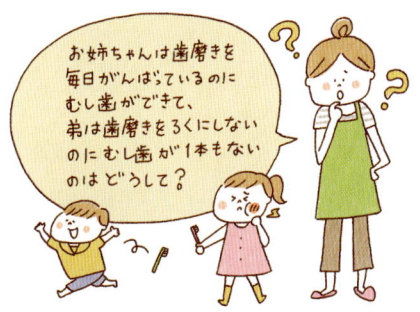

図⓫　保護者の疑問に対して、指導のポイントと解決策をよく見極めること

図⓬　ステファナリシス

● 視覚に訴える
● できることを見つける

　まず、保護者への指導はできるだけ平易なわかりやすいことばを用います。例えば、ステファンカーブに出てきたpHですが、pHを理解できるのは高校生以上といわれています。当院では、カリオスタット等を用いたう蝕リスク検査による指導をしていますが、ある患者さんが「口の中の温度を調べてむし歯の検査をしてくれた」と話しているのを耳にしました。理解していただけたと思っていたのですが、実際には伝わってはいなかったようです。

　一度にたくさんのことを指導しても、採り入れられるのはそのうちの１つか２つです。一番改善してもらいたいことに的を絞って指導しましょう。たくさん言いたいことがあっても、次の定期健診のときに指導すればよいのです。

　また、感動や刺激、視覚に訴える指導をしましょう。自分のプラークを顕微鏡で見てもらい、汚い細菌がウヨウヨ動くのを見てもらうことは、「刺激」として有効です。また、ステファナリシス（図12）などのう蝕予防管理ソフトを用いて、総合的にう蝕リスクを評価して視覚的に指導するのも有効です。

　抽象的な指導ではなく、患者さんができそうなことを具体的に指導しましょう。例えば、「毎日仕上げ磨きをがんばりましょう」では抽象的です。仕上げ磨きを嫌がる低年齢児に、無理に仕上げ磨きを押しつけていませんか？　夜寝る前の仕上げ磨きが最も有効ですが、親の帰りが遅い等の理由で難しい場合もあります。時には昼間の明るい太陽の日差しのなかでの仕上げ磨きも、雰囲気が変わってよいでしょう。あるいは、歯科医院で１ヵ月ごとに機械的歯面掃除を行い、プラークを付着しにくくするのも有効です。

【参考文献】
1） 奥 猛志，井形紀子，重田浩樹，山﨑要一：新しい齲蝕予防管理ソフトの臨床応用　第１報　脱灰時間の割合と齲蝕罹患状態との関係．小児歯誌，45（3）：419-423，2007．
2） 奥 猛志，井形紀子，堀川清一，重田浩樹，山﨑要一：新しい齲蝕予防管理ソフトの臨床応用　第２報　脱灰時間の割合と１年後の齲蝕発症との関係．小児歯誌，46（3）：373-377，2008．
3） 吉田昊哲，嘉ノ海龍三，山﨑要一：小児歯科は成育医療へ　いまを知れば未来がわかる．う蝕活動性試験の臨床応用　う蝕活動性試験とステファナリシス，デンタルダイヤモンド社，東京，2011：104-105．

第 2 章

う蝕予防

宮本理恵 Rie MIYAMOTO
山口県・おおの小児矯正歯科／歯科医師

宮本茂広 Shigehiro MIYAMOTO
同／歯科医師

大野陽真 Yoma OHNO
同／歯科医師

大野慧太郎 Keitaro OHNO
同／歯科医師

大野秀夫 Hideo OHNO
同／歯科医師

食生活指導のポイント

　子どもは、口腔周囲器官の成長に伴い「食べる」機能が発達し、よい食習慣と摂食機能を身につけることで、全身の健やかな成長が促され、当然う蝕予防にも繋がります。

● 歯科における食生活指導について

　食生活指導では、「バランスのとれた規則正しい食生活」及び「1日3食（間食の質・量・時間を考える）」が基本です。

　歯科領域において、特にう蝕予防の実践のため、含糖食品摂取の抑制、間食回数の指導、食物性状によるカリエスリスクなどのアプローチが一般的な指導内容として挙げられます。しかし、それらは食生活指導の基本的内容と同じことであり、既にさまざまな成書があるため、ここでは改めて述べることを控えます。歯科領域では更に、食生活を支える口腔機能の発達支援が大切です。健康な歯の形成には栄養が必要であり、十分な栄養を摂取するには健全な摂食機能の発達が大切です。健全な摂食機能を身につければ、う蝕予防に繋がります。そこで、う蝕予防のための食生活指導として、成長発達に沿った摂食指導について述べます。

● 成長発達に沿った摂食指導

1．乳児期（0歳〜1歳6ヵ月）

　この時期の摂食障害は、哺乳障害と卒乳の問題です。哺乳障害のある患児は、舌小帯強直症を発症していることが多く、助産師と顎口腔系の機能に関して連携をとりながら、哺乳障害に取り組むことが大切です。また、う蝕を発症していて卒乳に問題のある患児は、卒乳ステップの指導支援が必要です。

2．幼児期前半（1歳6ヵ月〜3歳）[1]

1）機能的要因

　1歳6ヵ月ごろは「介助食べ」の段階で、捕食、咀嚼、嚥下がスムーズにできるようになります。自分で食べる場合、手と口の協調運動の練習過程で何らかの発達阻害因子が加わると、機能的遅れが生じます。かきこみ食べや口に溜めて飲み込まない場合、必要に応じて介助しながら、徐々に自分で上手に食べられるよう練習しましょう。

　具体的には、捕食時に介助して、口唇の閉鎖を待って引き抜いたり、形の大きな食物を前歯でかじりとらせます。また、飲み込みが下手な場合、無理なく捕食、嚥下ができる分量を与えたり、軟らかい食物に戻すなど配慮しましょう。

2）形態的要因

　う蝕の疼痛で噛めない場合、早急な原因の除去を勧めましょう。第一乳臼歯萌出程度で、肉や生野菜が噛めない場合、口腔内の状況を説明し、それらの食品が処理できなくても問題がないことを理解してもらいましょう。

3）心理的要因

　健康な乳幼児において、口に食物を溜めて飲み込まない子は、空腹でないことが一番の原因です。飲み込みを強要すると、状況を更に悪化させる恐れがあります。

4）生活要因

　食事時間、就寝・起床時間、間食の時間や量、遊びなどの点で問題があると、空腹でない状態を

引き起こすため、原因追及が必要です。保護者が実行しやすいと思われる生活環境の改善方法を話し合いましょう。

3．幼児期後半（3〜6歳）[1]

1）乳歯列の完成

幼児期後半は、乳歯列が完成する口の中の安定期で、摂食機能の習熟期です。この時期の不正咬合やう蝕は、口腔周囲筋の発達や咀嚼及び摂食機能、発音などの機能を阻害し、顎や顔の発育に影響を与えるため、形態と機能の両面から口の健康を保つための指導支援が必要です。

2）問題のある食行動の対応

（1）食べる機能に問題がある場合

幼児期後半は、咀嚼機能及び舌の動きに未熟さが残るため、口唇や前歯を使った捕食行動の植えつけ、1回の処理量の調整、臼歯部での咀嚼訓練及び顎・口唇を閉じての嚥下を繰り返し体験することで、自発的な改善が望めます。このとき、正しい姿勢が保たれるよう椅子を調節します。

（2）日常生活パターンに問題がある場合

食にむらがあったり食欲がない場合、日常生活リズムの確立や摂食行動パターンに問題があります。この場合、間食時間や内容に注意し、十分に身体を動かして食事時間を空腹状態で迎えるようにします。また、食事への集中力は、食べることが楽しいことから生まれます。摂取量の押しつけやマナーの優先が苦痛を伴えば、学習能力も低下し、食欲も減退します。

（3）嚙むのが下手な子どもへの対応

上手に嚙むためには、上下の歯の間に食物があることを感じたのちに顎に力を入れると、切ったり潰したりできることを繰り返し学ぶことが必要です。苺などの嚙みとりやすい果物を大きいまま手に持たせ前歯で少量ずつ嚙みとらせる指導から始め、徐々に硬いものへ進めることで、臼歯での咀嚼も対応できるようにします。

（4）口に溜めて飲み込まない子どもへの対応

①外遊びが少ないなど内向的な生活態度が問題の場合

食事の後半や食べることに意欲的でない場合、「口に溜めて飲み込まない」食行動をします。この場合は、食事の場から少し早めに子どもを離す工夫と、遊びに楽しい環境作りを保護者と考えます。保護者の心配をしっかり受け止め、日常行動の改善を図るよう指導しましょう。

②嚥下の下手な場合

量や形の違いに対応し、スムーズに嚥下を営むまでに機能が成熟していない場合、1回で嚥下可能な量をしっかり顎と口唇を閉じて嚥下する練習を指導します。また、いきなり苦手な食品を指導せず、嚥下しやすい形態（マッシュ状、繊維の少ない固形食など）から始めましょう。

● まとめ

患者さんそれぞれに問題があるため、各人の問題点を把握する必要があります。当院では、食生活指導を行う患者さんには生活と摂食の状態を調査・分析します[2]。患者さんの問題点を把握したら、指導内容を詰め込まずポイントを絞り、わかりやすく記憶に残るような指導に努めています。

また、生活環境の変化が食生活の乱れや急なう蝕増加に現れているかもしれません。生活者としての、患者さんの年齢や環境に配慮した個人に合わせた指導を心がけたいものです。う蝕予防のための食生活指導をスタートにして、患者さんには口腔内への関心が芽生え、より健康観が高まるような生活支援に繋がればと考えます。

【参考文献】
1）向井美恵：乳幼児の摂食指導—お母さんの疑問にこたえる—．医歯薬出版，東京，2000．
2）杉岡千津，他：歯科衛生士からみた口の機能への支援—子どもの口の働きをみてみよう—．小児歯科臨床，16（4）：55-67，2011．

第2章 う蝕予防

井上美津子 Mitsuko INOUE
昭和大学歯学部　小児成育歯科学講座／歯科医師

母乳とう蝕

母子保健の最近の流れ

　従来、母乳をやめることを「断乳」と表現していましたが、平成14年の母子健康手帳の改正に当たって「断乳」という用語が廃止され、また、母乳をやめる時期もそれぞれの親子の状況に合わせて、という考え方に変わりました。この背景には、21世紀に入り、我が国の乳幼児の健康水準は高くなりましたが（乳児死亡率の低下など）、一方で母子を取り巻く社会環境の変化により、育児不安の増加や子どもの虐待などが問題とされてきた現状があります。母乳の身体発育的なメリットに加えて、母乳育児によって母子相互作用が促進され良好な母子関係が形成されることが、育児不安の軽減や虐待の防止に繋がってほしいという母子保健関係者の期待があるわけです。表現がきついということで「断乳」という用語は廃止され、現状では「卒乳」という用語が一般的には使われてきています。

　母子保健のこのような流れのなかで、歯科でもう蝕リスクの軽減を図ることで、親子の状況に合わせた「卒乳」時期を選べるよう支援する方向が考えられてきています。

母乳とう蝕の関係

　母乳とう蝕の発生状況に関する報告をみますと、乳児期の栄養方法から幼児期のう蝕発生をみた場合、母乳と人工乳、混合乳で有意差がみられたという報告はほとんどありません。しかし、1歳6ヵ月時点での哺乳習慣の継続が、同時点、または2歳、3歳時点までのう蝕罹患率を有意に高めるという報告は数多くみられます。三藤[1]は、1歳6ヵ月時までのう蝕発病に対して強く関連する要因は、「就寝時授乳」、「母乳とその継続」、「甘味食品の早期摂取開始」であったとしています。我々が東京都内の保健所で行った調査結果でも、母乳を継続している1歳6ヵ月児のう蝕罹患率は有意に高くなっており、母乳はほとんどの者が就寝時に飲んでいました。また母乳継続のみられた者では、甘味飲料をよく与えたり、間食の規律性がない者の割合が高い傾向にありました。

　藤原ら[2]の報告によると、乳歯未萌出の6ヵ月未満の乳児ではミュータンスレンサ球菌は検出レベルに達せず、乳切歯の萌出とともに検出され始め、乳臼歯が生え始める1歳代で検出率は高まり、2歳代後半では約60％の小児から検出されました。また、ミュータンスレンサ球菌の検出率の増加にやや遅れて、う蝕の罹患率も高くなっていました。1～2歳代は、離乳がほぼ完了して食べられるものの幅が広がり、甘味飲食物などを摂取し始める時期でもあります。同時に、乳臼歯が萌出して食渣などが残りやすくなるため、ミュータンスレンサ球菌が歯面へ定着しやすくなるものと考えられます。

　Ericksonら[3]による実験的な研究では、母乳そのものはう蝕の原因にならないが、母乳と砂糖が混在すると極めてう蝕になりやすいとしています。また、佐藤ら[4]の研究では、プラーク（バイオフィルム）内のミュータンスレンサ球菌は、母乳や乳糖から酸を産生しないことが示されまし

た。これらの結果から、母乳とミュータンスレンサ球菌の組み合わせだけでは、菌の歯面定着や酸産生が起こらないためう蝕になりにくいが、砂糖を摂り始めてミュータンスレンサ球菌がプラークを形成し、そこに酸産生能をもつ細菌（乳酸菌などが候補に挙げられています）が生息するようになると、う蝕のリスクが出てくるものと考えられます。

望まれる対応

母乳の継続がう蝕リスクを高める要因を図1にまとめました。これらの輪を離していく対応が、安心して母乳を継続していくためには必要になるものと考えられます。

欧米において積極的に母乳育児を推進しているグループでは、歯科的対応についても述べており、歯が生え始めたら早目に歯科受診を始め、ブラッシングを開始してフッ化物を積極的に利用することを推奨しています。また、唾液を介して菌の伝播を防ぐために、同じスプーンやカップを使わないことや、唇にキスをしないこと、噛んだものを与えないこと、などが母親あるいは保護者に奨められています。

しかし、ミュータンスレンサ球菌の伝播に対して神経質すぎる保護者が出てきている現状もあります。育児支援の視点からは、菌の伝播を防ぐために子どもとの接触を制限することや食事の場面で必要以上に気を遣うことより、日常の口腔ケアに配慮することのほうが望ましい対応といえます。周囲の人たちの口腔清掃やう蝕治療をきちんとしておくことや乳児期から口腔ケアを習慣づけることが大切です。また食生活の面では、日常の生活リズムを整えて、よく遊び、よく眠ることで食事の規律性や食欲を育てたいものです。

母乳を続けたいという意志が明確な親には、以

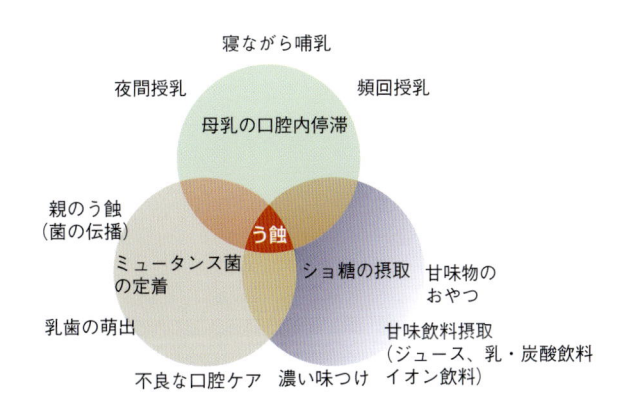

図❶　母乳の継続がう蝕リスクを高める要因

上の点をふまえた早期からの適切な情報提供と歯科的サポートが可能であり、母乳の継続がう蝕リスクを招くのを避けて、子どもの成長に合わせた卒乳を考えていくことができます。しかし、「泣くとすぐおっぱい」、「子どもが欲しがるからやめられない」、「でもむし歯が心配」などという場合には、親子の状況をみたうえで、相談に乗りながらよりよい選択ができるように援助することが専門職の役割でしょう。生活リズムや口腔ケアの確立を図ることは、母乳継続のためばかりでなく、口腔と全身の健康のためにも大切であるという視点を親と共有しながら、対応を考えていきたいものです。

【参考文献】
1) 三藤 聡：尾道市における乳幼児のう蝕有病状況に影響を与える生活・環境要因について．口腔衛生会誌 56：688-708, 2006.
2) 藤原 卓, 他：小児の口腔保健 Up date 4．むし歯の原因最近の知見, 小児科臨床, 61：937-944, 2008.
3) Erickson PR, Mazhari E: Investigation of the role of human breast milk in caries development. Pediatr Dent, 21: 86-90, 1999.
4) 佐藤恭子, 星野倫範, 藤原 卓：グルカンバイオフィルムモデルにおけるミュータンスレンサ球菌の酸産生．小児歯科学雑誌, 45：412-418, 2007.

第2章 う蝕予防

齊藤一誠 Issei SAITOH
新潟大学大学院医歯学総合研究科　小児歯科学分野／歯科医師

岩瀬陽子 Yoko IWASE
新潟大学医歯学総合病院　小児歯科診療室／歯科医師

ブラッシング指導のポイント

　子どものお口の健康を維持増進していくためには、歯磨きについての意識や技術の向上はもちろん、家庭での日常の基本的な口腔管理と食生活、専門的口腔ケアが重要です。意識や技術が不十分な子どもでは、保護者の仕上げ磨きが欠かせず、3歳児を対象とした調査では、9割以上の保護者が夕食後・夜寝る前に行っており、小学校低学年でも約6割の保護者が仕上げ磨きを行っています。仕上げ磨きをいつまでするのかは、8歳とも10歳ともいわれており、いまだ明確な見解はありませんが、小学校中学年までは保護者の全部または一部介助が必要であると考えられます。年齢とともに保護者の手から離れていくので、本人の口腔清掃に対する意識も向上させる指導・支援が必要です。指導の際には、対象が子どもなのか保護者なのかを明らかにすることや、家庭環境や生活習慣といった要因も加味する必要があり、一辺倒な指導内容では十分に伝わらなかったり、理解してもらえない可能性があります。

　本項では、一般的な指導のポイントのみを紹介するに留めますが、実際の臨床においては個々の患者さんの状況に合わせた指導にアレンジすることも必要です。

● ブラッシング法、フロッシング

　歯磨き動作は、肘関節の固有な運動リズムの発生と、手首、肩部の微調整によって成り立っています[1]。肘関節では1秒間に4回程度の小刻みな運動が一定のリズムで行われ、その他の関節では歯ブラシが歯にきちんと当たるように細かな微調

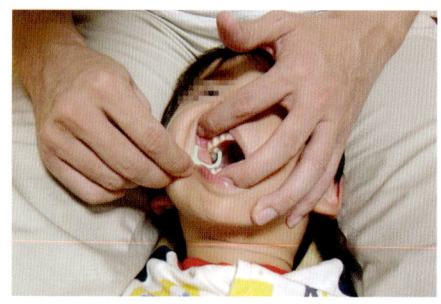

図❶　フロッシング：口唇を排除しながらフロッシングしている。すべての隣接面をフロッシングできればよいが、手間がかかるので保護者がやらなくなることもある。年齢に応じたう蝕の好発部位の清掃だけでも効果がある

整を行うことで、効率的なデンタルプラーク除去ができると考えられます。しかし、発達途上の小児ではまだ細かい運動ができないことから、保護者の仕上げ磨きが必要です。

　家庭における口腔清掃法として、小児歯科の臨床で最も推奨されているのは、「スクラッビング法」とデンタルフロスを用いた「フロッシング」（図1）の併用です[2]。「スクラッビング法」は操作が簡単で、指導しやすく、かつ効果的なデンタルプラーク除去ができるのが利点ですが、フォーンズ法などが受け入れやすいのであれば、それに合った方法を選択するのもよいと思われます。また、成人になるまでの歯科医院における定期的な口腔清掃方法のチェックと、指導によるフィードバックは必要です。

● 各年齢での指導のポイント

1．乳切歯萌出期（0～12ヵ月）

　徐々に歯磨きに慣れさせていく時期です。最初

図❷　上唇小帯高位付着

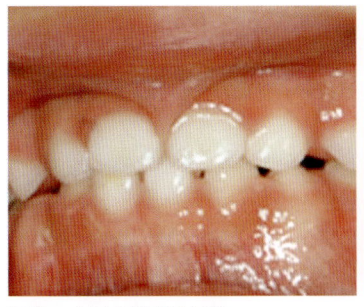

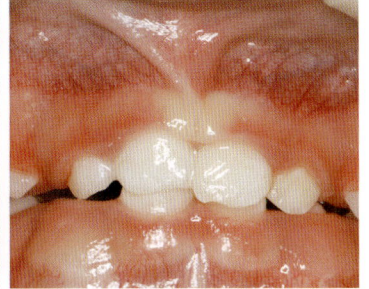

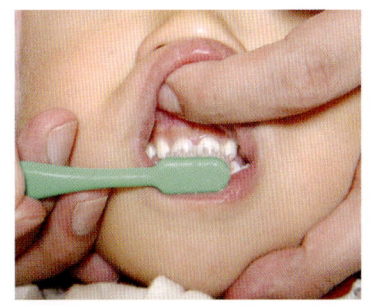

図❸　上唇小帯部の磨き方：上口唇を人差し指で持ち上げることで、上唇小帯部に毛先が当たって傷つけるのを防ぐとともに、目的の歯に毛先がきちんと当たっているのが確認できる

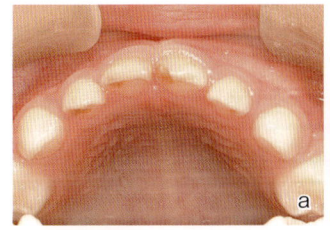

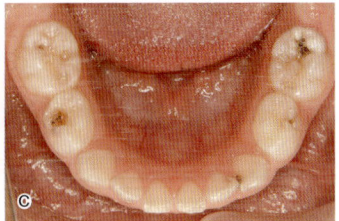

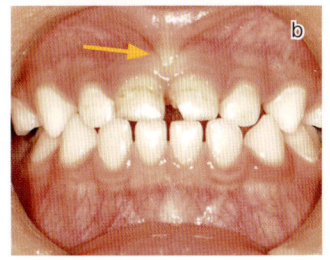

図❹　abは上顎前歯部の平滑面に発症したう蝕：上口唇を持ち上げたときに上唇小帯が突っ張って、貧血帯が生じている（矢印）。本人が同部を触られると嫌がるので、清掃不良となりやすい。注意が必要である。cは臼歯部小窩裂溝う蝕

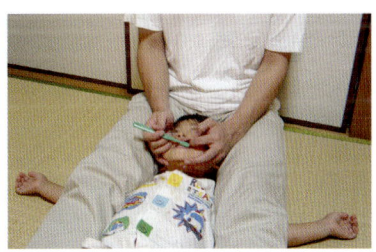

図❺　仕上げ磨き：両足で肩を抑えつつ顔も固定できるので、仕上げ磨きがやりやすい

の導入としては、ガーゼや綿棒などを使用することも有効ですが、少しずつ子ども用歯ブラシに慣れるように指導します。特に仕上げ磨き時に、上唇小帯の高位付着（図2）により上顎前歯の歯磨きを嫌がる乳児もいますので、保護者に注意して磨くように指導します。上口唇を図3のように持ち上げると、上唇小帯部に毛先が当たって傷つけるのを防ぐことができますし、目的の歯に毛先が当たっているのを確認しながら歯磨きができるので効果的です。

　この年齢の乳児は口の中を触られることに慣れていないので、前述の上唇小帯部などを触られると嫌がることが多く、口腔内の粘膜、舌、歯槽堤などに触れて、慣れさせること（脱感作）も重要です。

2．乳臼歯萌出期（1〜3歳）

　上顎前歯の平滑面と臼歯部小窩裂溝のう蝕に注意が必要な時期であるとともに（図4）、仕上げ磨きの習慣を確立する時期でもあります。乳臼歯は時間をかけて徐々に萌出してきますが、第一乳臼歯と第二乳臼歯の萌出時期には1年程度の違いがあります。保護者が萌出に気づかないことも珍しくありません。幼児は当初仕上げ磨きを嫌がることも多く、図5のようにある程度身体の動きを抑制することも有効です。できればこの時期から上顎前歯隣接面のフロッシングまで行う習慣を身につけるように指導します。

　自分で歯ブラシを持ちたがることもありますが、ただ臼歯部で歯ブラシを噛んでいるだけの場合が多いようです。そのため、歯ブラシがすぐに傷ん

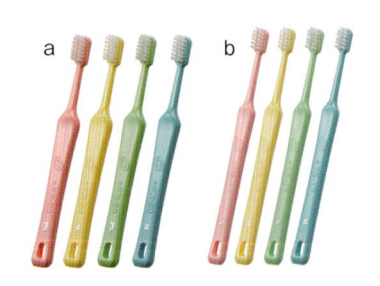

図❻ 本人用歯ブラシ（a）と仕上げ磨き用歯ブラシ（b）：ヘッドの大きさは子ども用なので小さく設計されていて、大きさは同じであるが、持ち手の部分が本人用では短く、仕上げ用では長くなっている

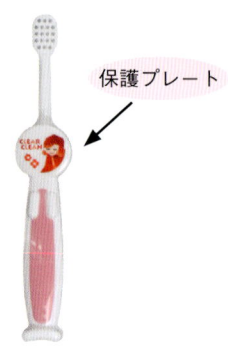

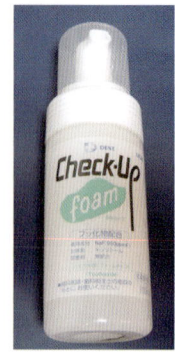

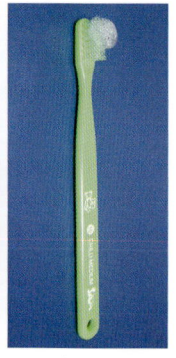

図❼ 0〜2歳向け歯ブラシ：保護プレート付きハンドルなので、喉への進入を防ぐことができる

図❽ Check-Up foam（ライオン歯科材）

でしまうので、本人用と仕上げ磨き用の歯ブラシを分けて使用してもよいでしょう（図6：タフト17／マミー17・オーラルケア）。また、歯ブラシを口にくわえたまま転倒すると危険なため、本人が歯ブラシを持っているときは十分な注意が必要です。喉への侵入を防ぐ保護プレートがデザインされた歯ブラシも市販されています（図7：クリアクリーン Kid's ハブラシ・花王）。研磨剤や発泡剤を含む歯磨剤の使用開始は、うがいができる時期が目安となりますが、小児用歯磨剤はある程度飲み込むことを考慮して作られていますので、果実フレーバーなどが歯磨きの動機となるようであれば、少量使用しても構いません。うがいが不要であるライオン社製「Check-Up foam」（ライオン歯科材：図8）は、フッ化物が含まれるためにむし歯予防に効果的で、歯ブラシに付けて仕上げ磨きすることも推奨されます。

3．乳歯列完成期（3〜5歳）

歯の萌出がひと休みのこの時期は、目に見えにくい乳臼歯部隣接面う蝕に注意が必要な時期です（図9）。この時期は、子どもの自己主張も強くなってきますので、それを利用して毎日の習慣づけを確立したいものです。しかし、まだ十分なプラーク除去には及びませんので、保護者の仕上げ磨きは、特に上記の隣接面には不可欠でしょう。また、隣接面う蝕予防に週2、3回のフロッシングも一緒に習慣づけたいものです。フロッシングで注意が必要な箇所は、上顎前歯隣接面と第一、第二乳臼歯間の隣接面です。市販の糸ようじの多くは成人用に作られているため、ヘッド部分が大きく（図1）、子どもの口腔内では操作性が劣るため、子ども用に作られた「Floss ちゃん」（プローデント：図10）などがお勧めです。

4．第一大臼歯萌出期（5〜7歳）

いよいよ永久歯の萌出を迎える大切な時期です。特に下顎第一大臼歯が早期にう蝕になると、進行が早く、重篤になることが珍しくありません。従って、萌出中の第一大臼歯の清掃を重視する必要があります[3]。これは第一大臼歯の形態が乳臼歯と比較して小窩裂溝が深く、歯垢が溜まりやすいこと、また、萌出中の歯は特に食渣が残り不潔になりやすいことによるものです（図11）。ブラッシング時において、本人や保護者が萌出中の歯を意識していないことや、歯冠が咬合面に達していないために手前の第二乳臼歯が邪魔になり、特に磨き残しが多くなりがちです。歯列に対して、頬側もしくは舌側から歯ブラシを挿入し、歯ブラシのヘッド先端の毛先で磨くと、プラーク除去が効率的に行えます。まだ保護者の仕上げ磨きが必要であり、特に第一大臼歯の咬合面と頬側面の刷掃、その近

図❾　乳臼歯部隣接面う蝕

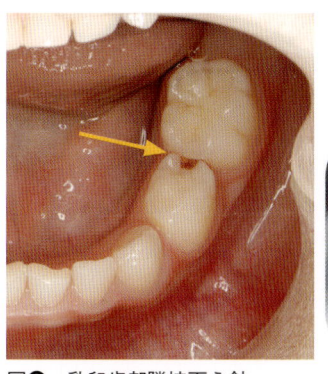

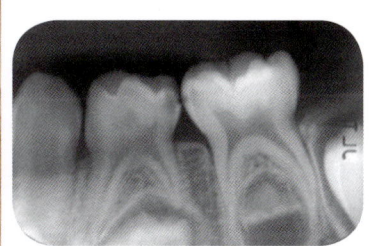

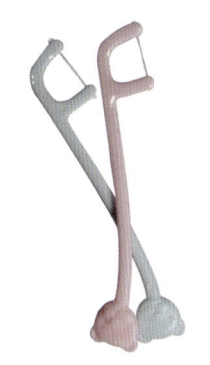

図❿　子ども用糸ようじ

心隣接面のフロッシングを取り入れるように指導します。

5．混合歯列期（7〜10歳）

　乳歯と永久歯が混在する時期です。この時期は習い事等が始まることも多く、生活環境が変化します。乳歯は徐々に交換期を迎えますから、ポイントは第一大臼歯の清掃状態のチェックと萌出中の永久歯の認識です。特に萌出中の永久歯は磨き残しが多く認められるため、保護者の仕上げ磨きが必要です。しかし、保護者のブラッシングから独り立ちする時期でもあるので、週に数回の歯磨きのチェックだけでもしてもらうように指導しましょう。

6．永久歯列完成期（10〜15歳）

　側方歯と第二大臼歯の咬合が完了し、永久歯列が完成する時期です。この時期は塾や習い事、中学生では部活動などでスポーツドリンクや清涼飲料水・間食を自由に摂取する機会が増えるため、口腔内の状態が増悪する時期ともいえます。保護者の定期的なチェックが困難になってしまい、口腔内の清掃不良による隣接面う蝕や歯肉炎が観察され始めるのもこの頃からです。自身の行動を尊重しつつも、嫌がられても磨くことが保護者の役目かもしれません。しかし、行動変容が難しいことも多いので、歯科医院を定期的に受診し、口腔

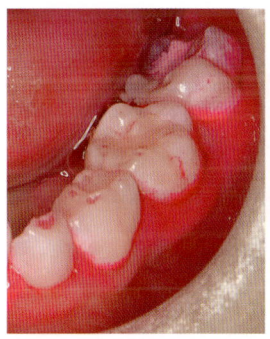

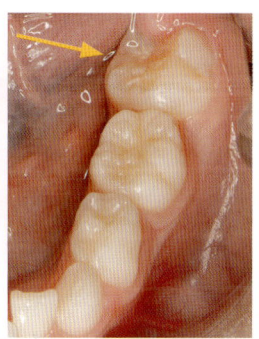

図⓫　萌出中の第一大臼歯：第一大臼歯は小窩裂溝部や歯肉辺縁部に歯垢が滞留しやすく、特に不潔になりやすい。また、矢印の歯肉弁が退縮するのに時間がかかる子どもも少なくない

清掃方法のチェックと指導によるフィードバックを心がけましょう。

【参考文献】
1）余永，有村栄次郎，稲田絵美，齊藤一誠，武元嘉彦，村上大輔，下田平貴子，福重雅美，北上真由美，山﨑要一：高精度モーションキャプチャシステムを用いた刷掃動作の解析－第1報：歯ブラシの動きを定量的に評価する方法の考案－．小児歯科学雑誌，49：452-458，2011．
2）林文子，香西克之，内川喜盛，木本茂成，田村康夫，中島一郎，小野俊朗，有田憲司，新谷誠康，福本敏，鈴木淳司，海原康孝，土屋友幸：小児歯科学基礎実習における教育内容の大学間共有化に関する検討（1）．全国29歯科大学・大学歯学部における小児歯科学基礎実習の5項目の実態．小児歯科学雑誌，47：24-32，2009．
3）江口康久万：日本人の下顎第一大臼歯の齲蝕と歯の喪失との関係　下顎第一大臼歯の齲蝕による喪失が引き起こす、歯周病のメカニズム（解説）．歯界展望，112：905-911，2008．

第2章 う蝕予防

宮川尚之 Takayuki MIYAKAWA
鹿児島県・みやかわ小児矯正歯科／歯科医師

フッ化物のう蝕抑制効果

　フッ化物の利用はう蝕抑制に最も効果があり、歯磨剤のテレビCMなどで、どんどん身近な存在となっています。しかしその利用法によって抑制の効果は異なり、そのメカニズムも違っていますし、一口にフッ化物といってもたくさんの材料や商品があります（図1）。

　また、フッ化物が身近になったといっても、保護者のなかには工業用のフッ素樹脂コーティングと誤解する方がいたり、私たち歯科医療関係者のなかでも、高濃度応用と低濃度応用の使い分けや、製剤の使い方に混乱があったりします。私たちは、さまざまな応用法のなかから、その子に最も適した方法を選んでいく必要があります。

　そこで本項では、フッ化物を子どもたちにどのように応用すれば効果的なのかを解説するとともに、保護者や子どもたちにその効果や使い方をわかりやすく説明するにはどのようにすればよいのかを解説します。

● フッ化物製剤の利用

　フッ化物のう蝕予防効果が一般に大きく知られるようになり、歯磨剤への配合やフッ化物洗口への応用がされています。またフッ化物歯面塗布は、1歳6ヵ月健診や、3歳児健診をはじめとした乳幼児健診で、多くの自治体によって採用されています。最新の統計では日本人の3歳児のうち、48.9％がフッ化物の局所応用を受けており、市販の小児用歯磨剤のほとんどがフッ化物配合という状況です。

　歯科医院においてもフッ化物歯面塗布は一般的

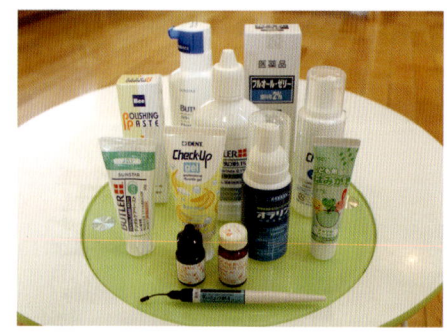

図❶　さまざまなフッ化物利用製品

に行われており、またシーラント剤やボンディング剤にもフッ化物徐放性のものがあります。

● フッ化物のう蝕抑制の仕組み

　フッ化物局所応用法のう蝕抑制の仕組みは、歯質の強化と細菌の活動性低下に分けられます。歯質強化のメカニズムは、高濃度フッ化物応用と低濃度応用でメカニズムに若干の違いがあるので、そこを理解すると説明がしやすくなります（表1）。

　高濃度フッ化物応用になるのがフッ化物歯面塗布法であり、低濃度フッ化物応用になるのがフッ化物洗口法、フッ化物配合歯磨剤の使用です。

　まず、高濃度フッ化物の仕組みについて説明します。高濃度フッ化物に分類される2％フッ化ナトリウム水溶液や、リン酸酸性フッ化物ジェルを歯の表面に塗布すると、高濃度（10,000ppm程度）のフッ化物イオンがエナメル質表面に作用して、フッ化カルシウムが生成されます。フッ化カルシウムは水溶性であり、エナメル質表面が酸性になるとフッ化物イオンが遊離し、低濃度のフッ化物イオンが歯の表面に存在することになります。低

表❶　高濃度応用と低濃度応用の違い

	応用法	成分	フッ化物濃度	作用機序
高濃度応用	フッ化物歯面塗布法	・フッ化ナトリウム溶液 ・リン酸酸性フッ化ナトリウム溶液	9,000ppm	フッ化カルシウムが生成され、それが低濃度フッ化物イオンの供給源になる
低濃度応用	フッ化物洗口液	・フッ化ナトリウム溶液	225～900ppm	低濃度フッ化物イオンが直接働いて、エナメル質の脱灰抑制と再石灰化が促進される
	フッ化物配合歯磨剤	・フッ化ナトリウム ・モノフルオロリン酸ナトリウム ・フッ化第一スズ	100～950ppm	

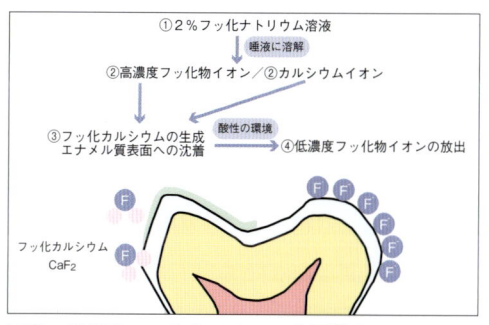

図❷　高濃度フッ化物イオンの作用機序

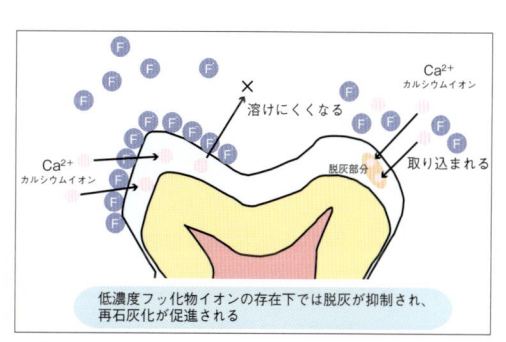

図❸　低濃度フッ化物イオンの作用機序

濃度のフッ化物イオンは、歯の表面やエナメル質のハイドロキシアパタイトを取り囲み、酸に溶けにくい状態にします。つまり、フッ化物を作用させて生成されたフッ化カルシウムが、フッ化物イオンの供給源になるという考え方です（図2）。この場合のう蝕抑制効果は、むし歯リスクが高い集団を対象にすれば、21％のう蝕予防効果があります。

次に、低濃度フッ化物の抑制効果です。作用機序はそれぞれ若干異なりますが、MFP、NaF、SnF2といったフッ化物が口の中に入ると、低濃度（1,000ppm以下）のフッ化物イオンが直接歯の表面のエナメル質及びエナメル質を形成するハイドロキシアパタイトやフルオロアパタイトの結晶周囲を覆って、エナメル質を溶けにくい状態にします。また、脱灰（カルシウムが溶け出した）したエナメル質に作用し、エナメル質内にカルシウムを取り込ませる作用（再石灰化作用）があります（図3）。

高濃度の場合が2段階で効果を発揮したのに比べ、こちらは直接エナメル質を溶けにくくしたり、再石灰化によって歯のエナメル質を修復したりと

いう効果が期待できます。低濃度製剤のフッ化物濃度は100、250、450、500、950ppmがあり、剤型は歯磨剤、スプレーと洗口液があります。濃度に関しては、う蝕抑制効果が認められているものは500ppm以上のものであるという報告があります。

また、高濃度のフッ化物応用と異なり、低濃度応用の場合ではその応用方法によって、う蝕の抑制効果が異なります。歯磨剤の場合は24％、洗口法の場合は26％のう蝕予防効果があります。

フッ化物配合歯科材料について

歯科材料のなかにも、フッ化物が配合されているものがあります。主にシーラント剤、ボンディング剤、レジンがあります。

特にシーラント剤はグラスアイオノマー系のみならず、レジン系であってもフッ素イオンを放出するので、幼若乳歯及び永久歯のう蝕予防には大変効果的であるといえます。

他の予防法との比較

KeysやNewbrunのう蝕モデル（図4）から、

その発症予防を考えると、プラークコントロール、シュガー（ダイエット）コントロール、ホスト（宿主）コントロールからのアプローチが考えられますが、前二者には限界があります。

Lewisらによる1995年のカナダのレポートでは、フッ化物配合歯磨剤を利用しないブラッシングや隣接面のフロスでは、う蝕予防に効果がないことが示され、プラークコントロールだけでは、小窩裂溝や隣接面といった最もう蝕の好発する部位での予防はできないことがわかっています。ブラッシングはフッ化物配合歯磨剤を使用した場合にのみ、う蝕抑制効果が認められています。

シュガーコントロールは長年にわたる指導ではじめて効果を発揮するものであり、保護者の生活や価値観に左右されます。その点、学校や幼稚園におけるフッ化物洗口やフッ化物配合歯磨剤による利用法は、その簡便性及び効果の点で大変優れた予防法であるとされています（**表2**）。

フッ化物応用法の使い分けと組み合わせ

まずここまでの理解で、フッ化物によるう蝕予防の主体は歯質の耐酸性向上と再石灰化の促進作用であることがわかりました。また、低濃度のフッ化物が頻回に作用し、長時間その作用が持続するときに、フッ化物はその効果を最大限に発揮することがわかりました。

では臨床でこの原則を守り、フッ化物の効果を最大限に発揮させるにはどのようにしたらよいのでしょうか？

まず基本は、低濃度フッ化物の使用です。低濃度フッ化物の応用法としては、フッ化物配合歯磨剤、スプレー、洗口液の3種類があります。乳前歯が生えてきたら、歯磨剤もしくはスプレーの使用を開始します。この時期はほとんど飲み込むと考えられるので、スプレータイプのレノビーゴ®（ゾンネボード製薬）もしくは100ppmのペースト（キャナリーナ歯磨100S：ビーブランド・メディコーデンタル）等を使用します。乳臼歯が生えてきたら、高濃度応用として、歯科医院にて高濃度フッ化物の歯面塗布を始めます。またこの時期から、歯のお手入れはガーゼ等で拭き取るよりも、歯ブラシを使ったほうが効率がよくなるので、ブラッシング指導のデビューにも最適でしょう。

就寝中の母乳摂取や、ショ糖の大量摂取により、既にう蝕やう蝕の初期病変があるようなハイリスクの幼児には、う蝕予防効果が認められる500ppmの濃度のものを利用するよう指導します。また、萌出間もない歯に応用するのが効果的ですので、約3ヵ月に1回の定期健診と高濃度フッ化物塗布、家庭でのフッ化物配合歯磨剤の組み合わせが最適であると考えられます。

高濃度応用と低濃度応用の組み合わせの基本的な考え方は、低濃度応用を基本にして高濃度フッ化物応用を補助的に使うというものです。低濃度フッ化物を使用するといっても1日3回程度です。つまり、フッ化物イオンが口腔内に存在するのも1日3回程度の短時間しかありません。歯質が強化されたり、歯の再石灰化が起きたりするのも、1日に3回程度ということになります。できれば24時間この反応が起きてほしいわけです。そこで高濃度応用をすると、歯面にフッ化カルシウムが形成されるので、このフッ化カルシウムからフッ素イオンが徐放され、24時間低濃度のフッ化物イオンが供給されるわけです。

図④ Newbrunのう蝕モデル

表❷　各種フッ化物利用法の推奨レベル（参考文献[1,6]より引用改変）

方法	効果	推奨レベル
飲料水フッ素化	20〜40%のう蝕減少	レベルA
フッ化物サプリメント	飲料水フッ素化と同程度	レベルA
高濃度フッ化物塗布	28%のう蝕減少（ただし症例を選ぶ必要あり）	レベルA（ハイリスク児） レベルC（一般の小児）
フッ化物塗布前のクリーニング	あまり関係がない	レベルE
フッ化物洗口	23〜30%のう蝕減少	レベルA（ハイリスク児） レベルC（一般の小児）
フッ化物配合歯磨剤	21〜28%のう蝕減少	レベルA
ブラッシングとフロス	う蝕予防効果はない	レベルC
定期健診ごとのクリーニング	う蝕予防効果はない	レベルC
シーラント	う蝕予防効果が認められる	レベルA
食生活指導	う蝕予防について大きな効果はない	レベルC
哺乳瓶指導	う蝕予防について大きな効果はない	レベルC

次にうがいができるようになる、すなわち吐き出しができるようになると、もう少しフッ化物濃度が高い歯磨剤（500ppm以上のもの）を使用すると、より高い効果が期待できます。この時期での注意点は、子どもの自我の発達により、保護者による仕上げ磨きを嫌がるようになります。プラーク形成時間を考えると、1日に1回のブラッシングでよいのですが、フッ化物の効果からみると、1日の回数は多いほどよいので、朝・昼は子どもに任せてフッ化物配合歯磨剤を使用させ、夜だけは仕上げ磨きで、ペーストをまんべんなく塗布してあげるよう指導するとよいでしょう。

また4歳ごろを目安に「ブクブクうがい」が確実にできるようになると、フッ化物洗口も可能となります。フッ化物洗口は局所応用法のなかで最も効果が高い方法ですので、ハイリスク児やう蝕を絶対に作りたくない保護者、あるいは心疾患をもち手術を控えているような小児には、積極的に応用しましょう。もちろん、この時期も高濃度フッ化物の定期的な塗布を欠かさないようにします。

第1大臼歯萌出期は、最もう蝕リスクが高くなりますので、この時期にはフッ化物徐放性のシーラント処置をします。う蝕リスクの高い子どもに対しては、萌出途上で防湿ができない場合はグラスアイオノマー系シーラントを行い、もし完全萌出まで裂溝部が健全であれば、萌出後にレジン系のシーラントを行います。

おわりに

フッ化物についてはインターネット上にさまざまな意見が載っており、それを見た保護者のなかには、フッ化物の利用について懐疑的な方もいます。そのような意見をもった保護者とは、対立するのではなく、いくつかの方法を示し、最もリーズナブルな方法を一緒に探していきましょうという姿勢が大切です。

フッ化物を利用しなければ、場合によってはむし歯を作ってしまうかもしれません。その場合には、なぜそうなったかを保護者とともに考えていく姿勢を取り、どのような解決方法があるのかをともに考えていく必要があるのです。

【参考文献】
1）飯島洋一：フッ化物についてよく知ろう う蝕予防の知識と実践．デンタルダイヤモンド，東京，2010．
2）フッ化物応用研究会：う蝕予防のためのフッ化物洗口．社会保険研究所，東京，2003．
3）福島正義，日野浦光：ミニマルインターベンションによるカリエスコントロール．医歯薬出版，東京，2006．
4）田浦勝彦，他：だれにでもできる小さな努力で確かな効果 う蝕予防とフッ化物の応用．砂書房，東京，2008．
5）五十嵐清治，吉田昊哲：世代をつなぐ小児歯科最新情報と子どもへの取り組み45．クインテッセンス出版，東京，2009．
6）Lewis DW, Ismail AI: Periodic health examination, 1995 update: 2. Prevention of dental caries,the Canadian Task Force on the Periodic Health Examination. CMAJ, 152(6): 836-846, 1995.

第2章 う蝕予防

園部 明 Akira SONOBE
株式会社ビーブランド・メディコーデンタル　大阪営業所

フッ化物洗口

　歯は萌出後の数年間が最もう蝕感受性が高く、その時期に積極的な予防対策を講じる必要があります。従って、乳歯の萌出から永久歯完成までの時期である乳幼児期から中学生ころまでが、う蝕予防に最も重要な時期となります。そのようなことから、日本国内においてフッ化物局所応用（フッ化物配合歯磨剤・フッ化物歯面塗布・フッ化物洗口）が利用され、患者のライフスタイル、う蝕リスクに応じた選択が必要になってきています。局所応用におけるそれぞれの永久歯予防効果を見ると、フッ化物配合歯磨剤が20〜30％、フッ化物歯面塗布が30〜40％、フッ化物洗口が50〜80％[1]とそれぞれ異なりますが、「低濃度かつ毎日の使用」が、フッ化物応用では高い予防効果が得られます。

　本項では、日本国内で使用されている局所応用のなかで最も予防効果が高く、小児から高齢者と幅広く応用ができ、ホームケア及び集団応用のどちらにも適しているフッ化物洗口についてご紹介します。

● そもそもフッ素とは？

　フッ素とは何か、みなさんはお考えになったことはあるでしょうか？　フッ素（F）は自然界に広く分布している元素の1つで、地中にも海水にも含まれています。土壌1kg中に約280mg F（280ppmF）、海水1L中に約1.3mg F（1.3ppmF）含まれています。従って、地球上すべての動物、植物にも含まれており、我々が毎日飲む水や食べる海産物、肉、野菜、お茶等、ほとんどの食品に微量ですが含まれています。フッ素濃度の比較的高いものとしては、緑茶、海藻、骨ごと食べる小魚などがあります（図1）。よって、これらを飲食する人間の歯や骨、血液中などにもフッ化物が存在します。

　WHOやFAO（世界食糧農業機関）は、フッ素を人にとっての必須元素として考えています（1974年）。また、USPHS（米国公衆衛生局）はフッ素を有益元素と表現しています（1991年）。

● フッ化物の働き

　フッ化物はエナメル質形成期においては石灰化を促進します。また、エナメル質の結晶構造であるハイドロキシアパタイトのOH基がFによって置換され、フルオロアパタイトを生成し、化学的に安定した結晶構造に改善します。それにより歯

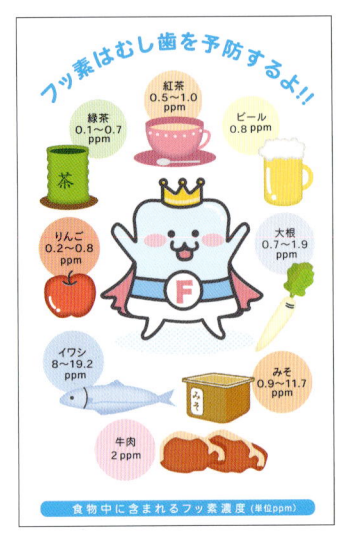

図❶　フッ素が含まれる食品の例

表❶ 製品化されているフッ化物洗口剤・液

形態	商品名	商品内容 容量	参考医院価格	形状	その他	配合フッ化物 種類	濃度	メーカー・発売元	製品写真
フッ化物洗口剤	ミラノール顆粒11%	1g(黄色分包)	90包 ¥5,500 180包 ¥10,000	顆粒	1包を200mLに溶解 ※専用容器10本入(¥2,000)	NaF	250	ビーブランド・メディコーデンタル	
	ミラノール顆粒11%	1.8g(ピンク色分包)	90包 ¥6,700 180包 ¥12,200 450包 ¥27,500	顆粒	1包を200mLに溶解 ※専用容器10本入(¥2,000)	NaF	450	ビーブランド・メディコーデンタル	
	オラブリス洗口用顆粒11%	1.5g	60包 ¥2,095 120包 ¥5,810	顆粒	1包を300mLに溶解 1包を167mLに溶解 ※専用容器10本入(¥2,000)	NaF	250 450	昭和薬品化工	
フッ化物洗口液	フッ化ナトリウム洗口液0.1%「ビーブランド」	250mL/本	1本/箱 ¥648	洗口液	専用カップが1本に1個付属	NaF	450	ビーブランド・メディコーデンタル	
	バトラーF洗口液0.1%	250mL/本	6本/箱 ¥4,500	洗口液	専用カップが1本に1個付属	NaF	450	サンスター	
	フッ化ナトリウム洗口液0.1%「ライオン」	250mL/本	6本/箱 ¥4,500	洗口液	専用カップが1本に1個付属	NaF	450	ライオン	
	フッ化ナトリウム洗口液0.1%「ジーシー」	250mL/本	6本/箱 ¥5,100	洗口液	専用カップが1本に1個付属	NaF	450	ジーシー	

質が強化され、耐酸性が向上します。また、継続使用されるフッ化物洗口は、初期う蝕病巣に対する再石灰化促進作用が中心になります。唾液などの口腔環境中に、ある一定濃度(0.05～0.1ppm)以上のフッ化物が存在すると、エナメル質表層にミネラルの沈着を促進し、脱灰エナメル質を修復して健全な歯質に回復させます。一方、プラークに取り込まれたフッ化物は、細菌の酵素作用を抑制することで酸産生を抑制します。

フッ化物洗口とは

フッ化物洗口とは、「高い予防効果、高い安全性、使用方法が簡単、ホームケアでも集団応用でも使用できる」応用方法であり、日本及び世界で推奨されているう蝕予防法です。

では、具体的にフッ化物洗口とはどのような手法なのか、以下に説明します。

1．製品化されているフッ化物洗口剤・液（表1）

現在、日本国内において認可され製造販売されているフッ化物洗口剤は、5社から販売されています。フッ化物洗口剤は大きく分けると顆粒タイプとリンスタイプの製品に分かれます。顆粒タイプの製品は、ミラノール顆粒11%、オラブリス洗口用顆粒11%の2アイテム。リンスタイプの製品は、フッ化ナトリウム洗口液0.1%「ビーブランド」、バトラーF洗口液0.1%、フッ化ナトリウム洗口液0.1%「ライオン」、フッ化ナトリウム洗口液0.1%「ジーシー」の4アイテムが販売されています。それぞれ患者の生活スタイル等に合わせて選択するとよいでしょう。

2．洗口の対象年齢

洗口は4歳前後から開始し、15歳ごろまで継続実施することで、特に永久歯のう蝕予防に大きな効果を発揮します。もちろん、それ以降の成人～高齢者の隣接面う蝕や初期の根面う蝕に対しても効果的です。

3．使用方法

①ミラノール顆粒11%の場合

専用溶解瓶にミラノール顆粒11%の1g（黄色包装）または1.8g（ピンク色包装）のどちらか1包を入れ、200mLの水で溶かします（フッ素濃度：1gを使用した場合；250ppm、1.8gを使用した場合；450ppm）

②オラブリス洗口用顆粒11%の場合

専用溶解瓶にオラブリス洗口用顆粒11%の1.5gを入れ、300mLまたは167mLの水で溶かします

6 フッ化物洗口 055

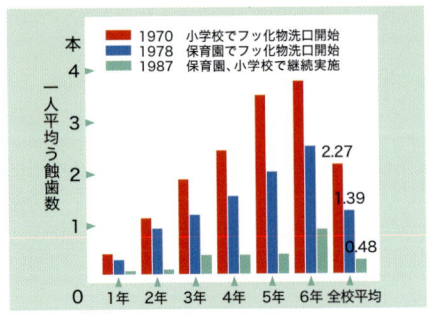

図❷ 小学学童におけるフッ化物洗口法による17年間のう蝕予防効果（境 修，他：口腔衛生学会雑誌・Journal of dental health，38：116-126，1998.より引用改変）

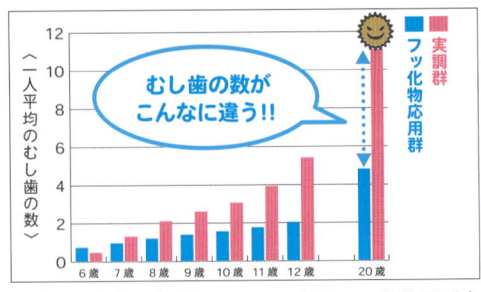

図❸ 小学校6年間において6年間フッ化物局所応用を実施した児童の20歳におけるう蝕予防効果（可児瑞夫，他：口腔衛生学会雑誌・Journal of dental health，41，738-740，1991.より引用改変）

（フッ素濃度：水300mLで溶かした場合；250ppm、水167mLで溶かした場合；450ppm）

③リンスタイプの場合

原液または2倍に希釈して使用します。
上記①～③のいずれかを下記の用法・用量で使用します。

【用法・用量】

通常、1回フッ化ナトリウムとして0.05～0.1%溶液5～10mLを用い、1日1回食後または就寝前に次の方法により洗口します。

【洗口方法】

薬液を口に含み、約30秒間薬液が十分歯面にゆきわたるように含み洗いさせます。次に、薬液を吐き出させます。1回に口に含む液量は、年齢等による口腔の大きさを考慮して定めますが、通常未就学児で5mL、学童以上で7～10mLが適当です。洗口後、口腔内に残るフッ化物は10～15%程度で、お茶1杯分に含まれる程度の量ですので、心配ありません。

● フッ化物洗口の効果

図2は「小学学童におけるフッ化物洗口法による17年間のう蝕予防効果」、図3は「小学校6年間において6年間フッ化物局所応用を実施した児童の20歳におけるう蝕予防効果」の研究結果です。2つのグラフからわかるように、フッ化物洗口は、「より早い時期から開始する」ことと「長期間継続使用する」ことにより、高いう蝕予防効果が期待できるものです。

● 中毒について

もし、フッ化物洗口液を誤って飲み込んだ場合どうなるでしょうか。

①急性中毒

フッ化物の急性中毒は、体重あたり2 mg F／kgとされています。フッ化物を一時に過量摂取した場合の国際的な基準として、医療機関への紹介が必要なレベルとされる見込み中毒量（PTD：5 mg F／kg体重）があり、米国CDC（疾病予防管理センター）もこの基準を採用しています。また、我が国ではフッ化物洗口実施マニュアルにあるように、初期の不快感が現れる最小量として、急性中毒量（2 mg F／kg体重）が引用される場合もあります。

仮に、より安全閾値の低い急性中毒量（2 mg F／kg体重）を基準として、園児（体重20kg）が250ppmF濃度の洗口液7 mL（Fとして1.75mg）でフッ化物洗口を行った場合を考えてみましょう。何人分かの洗口液を飲み込んだとした場合、急性中毒量が発現する量を次の計算式（〔体重あたり急性中毒量2 mg／kg×体重20kg〕÷洗口液のフッ化物量1.75mg＝23）、で算出してみると、一度に23人分を飲み込む量となります。そのため、1人分を飲み込んだとしても急性中毒の可能性は低いと考えられます。

表❷ エビデンスレベル（質の高いもの順）

レベル	該当する臨床研究デザインの種類
I	システマティック・レビュー／ランダム化比較試験のメタアナリシス
II	1つ以上のランダム化比較試験による
III	非ランダム化比較試験による
IV	分析疫学的研究（コホート研究、症例対照研究。横断研究）
V	記述研究（症例報告やケースシリーズ）
VI	患者データに基づかない、専門委員会や専門家個人の意見

表❸ 本ガイドラインにおける推奨グレード（推奨の強さとしてのグレード）

グレード	説明
グレードA	強い科学的根拠があり、行うよう強く勧められる（レベルII以上）
グレードB	科学的根拠があり、行うよう勧められる（レベルIII以上）
グレードC1	高いレベルの科学的根拠はないが、行うよう勧められる
グレードC2	行うよう勧めるだけの、科学的根拠はない
グレードD	無効性あるいは害を示す科学的根拠があり、行わないよう勧められる

＊検索されたエビデンスとMindsが提案する中の脳卒中ガイドラインを基に、作成委員会で形成されたコンセンサスを加え、総合的に判断した。

②慢性中毒

　フッ化物の慢性中毒は、歯のフッ素症と骨硬化症です。歯のフッ素症は、顎骨のなかで歯が形成される時期に過量のフッ化物が摂取されたときに発現します。フッ化物洗口を開始する時期が4歳であっても、永久歯の歯冠部はほぼできあがっているので、歯のフッ素症が発現することはありません。骨硬化症は、更に過量のフッ化物を長期間継続して摂取したとき（8ppm以上の飲料水を20年以上飲み続けた場合）に生じる症状ですから、フッ化物洗口によって生じることはありません。

高齢社会を迎えて

　これまでの説明で、フッ化物洗口が簡単で効果が高い優れたう蝕予防方法であることを理解してもらえたと思います。では、このフッ化物洗口は小児患者だけに推奨するものなのかというと、そうではありません。近年の高齢化が加速する日本では、中～高年者の保有歯数の増加に伴って、歯根面に発生するう蝕が急増し、日常的にその治療を行う頻度が高まっていると思います。

　日本歯科保存学会が作成した『う蝕治療ガイドライン』[2]において、「フッ化物配合歯磨剤と0.05％NaF（225ppmF）配合洗口剤を日常的に併用することにより、初期活動性根面う蝕を再石灰化させ、非活動的にすることが可能である（レベルII）（表2）。また、1,100ppm以上のフッ化物配合歯磨剤の使用だけでも、表面の欠損の深さが0.5mm未満のう蝕であれば、再石灰化できる可能性がある（レベルIII）。よって、欠損の浅い初期活動性根面う蝕の場合は、まずフッ化物を用いた非侵襲的治療を行って再石灰化を試み、う蝕を管理するよう推奨される（推奨グレードB）」（表3）と位置づけされており、フッ化物洗口を小児患者だけでなく、中～高年者にも推奨していることがわかると思います。

　また、厚生労働省より発表された『フッ化物洗口ガイドライン（医政発第0114002号・健発第0114006号・平成15年1月14日）』で、「フッ化物洗口法は、とくに、4歳児から14歳までの期間に実施することがう蝕予防対策として最も大きな効果をもたらすことが示されている。また、成人の歯頸部う蝕や根面う蝕の予防にも効果があることが示されている」と位置づけられています。

　近年では新潟県などをはじめ、歯科に関する条例が施行され、また、フッ化物洗口の記載をしている自治体も増えています。このような背景からも、今後は8020の実現や国民のQOL向上に向けて、フッ化物洗口はもとより、フッ化物応用の拡大が望まれるのではないでしょうか。

【参考文献】
1）筒井昭仁,八木稔:新フッ化物ではじめるむし歯予防.医歯薬出版，東京，2011.
2）日本歯科保存学会：MI（Minimal Intervention）を理念としたエビデンス（根拠）とコンセンサス（合意）に基づくう蝕治療ガイドライン．永末書店，京都，2009.
3）フッ化物応用研究会：う蝕予防のためのフッ化物洗口実施マニュアル．社会保険研究所，東京，2003.

第2章　う蝕予防

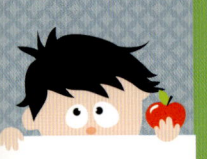

田中良子 Ryoko TANAKA
(公財)ライオン歯科衛生研究所／歯科衛生士

藤井由希 Yuki FUJII
(公財)ライオン歯科衛生研究所／歯科医師

フッ化物配合歯磨剤の応用

● う蝕予防方法としてのフッ化物

　う蝕の原因を示すには、Keyes（1960）の3つの要因からなる概念がよく引用されています。細菌、糖質（炭水化物含む）、宿主及び歯の3つの因子が重なるとう蝕が発生するというものです（図1）。細菌は糖代謝のサイクルのなかで酸を産生し、時間とともにエナメル質を破壊し、う蝕を発生します。3つの因子のうちどれか1つをなくすことができれば、う蝕は発生しないわけですが、現実的にはどれもなくすことはできません。

　「なぜむし歯になるのでしょう？」と尋ねると、幼い子どもからは、「歯を磨かないから」、「甘い物を食べるから」と答えが返ってきます。保護者から「むし歯になるから歯を磨きましょうね」と小さなころから教育を受けてきたからでしょうか。残念ながら幼児・小児期のプラークコントロールは、本人の幼さや萌出直後のエナメル質の軟らかさ、また、永久歯への交換期の歯列の複雑さなどが原因で成人期に比べて大変難しく、必死で歯磨きしても、むし歯予防に効果的なプラークコントロールは至難の業です。また、子どもに甘い物を食べさせないというのも、保護者にとって難しいことです。そこで、"フッ化物を用いて歯を強くし、むし歯になりにくくする"、というストーリーは、保護者にとって受け入れやすく、かつ客観的にも効果的なものといえるでしょう。

　フッ化物がどのようにむし歯を予防するのかを理解するには、脱灰・再石灰化のメカニズムを説明することが有用でしょう。う蝕は脱灰と再石灰

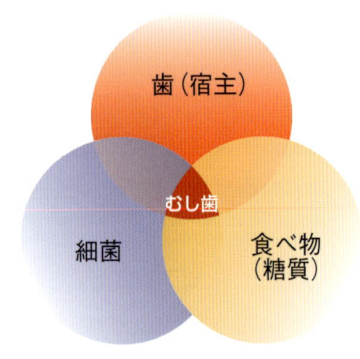

図❶　3つのう蝕の要因

化のバランスが崩れ、脱灰の力が強いと（飲食の時間や回数が増えると）発生すると考えられています。食品や飲料を飲食するたびに、口腔内では歯垢中の細菌が酸を産生し、歯垢中のpHが酸性に傾きます（図2）。そして、臨界pHより低くなるとエナメル質は酸の攻撃を受け、エナメル質のなかのミネラルが溶け始めてきます。つまり、脱灰が起こります（図3）。逆に唾液の緩衝能でpHが中性側に戻ると、唾液中のCa、Pがエナメル質に戻り、再石灰化が起こります（図4）。

　私たちの口の中では、このように絶えず脱灰と再石灰化が繰り返されています。再石灰化より脱灰の力が大きければ、う蝕になります。食品・飲料の摂取回数が多くなると、脱灰時間が長くなり、う蝕になりやすいことがわかります。この過程にフッ化物イオンが口腔内に微量に存在すると、再石灰化が促進されます。この再石灰化の促進が、フッ化物のう蝕予防作用として最も高い効果をもつといわれています。そして、この効果を持続さ

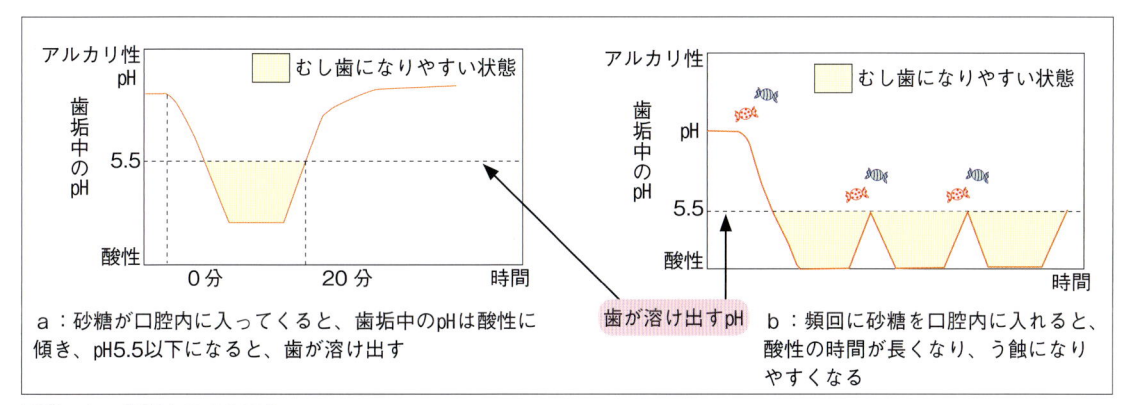

図❷ a b　歯垢中のpHの変化

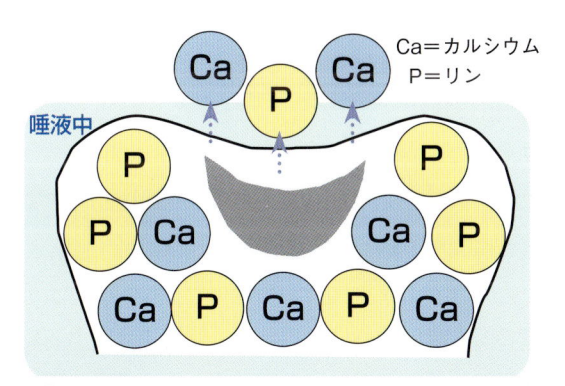

a：砂糖が口腔内に入ってくると、歯垢中のpHは酸性に傾き、pH5.5以下になると、歯が溶け出す

歯が溶け出すpH

b：頻回に砂糖を口腔内に入れると、酸性の時間が長くなり、う蝕になりやすくなる

図❸　脱灰のイメージ図

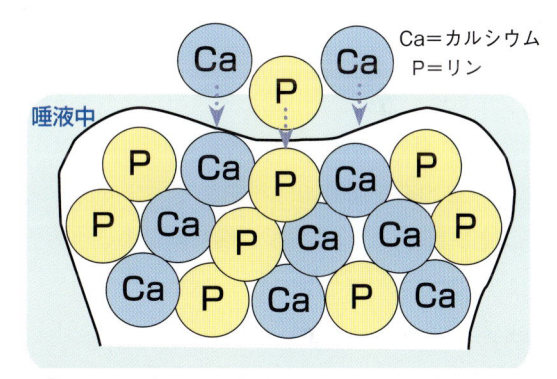

図❹　再石灰化のイメージ図

せるためにはフッ化物イオンをできるだけ長い時間、口腔内に微量に存在させることがポイントとなります。

フッ化物のう蝕予防機序

　フッ化物のう蝕予防機序は以下の3点です。①細菌に対しての静菌作用、②歯に対しての再石灰化の促進、③歯の質を改善して酸に溶けにくい歯にする（耐酸性の向上）というものです。当初、う蝕予防に最も有効なのは、③の耐酸性の向上と考えられていました。これは、エナメル質の主成分、ハイドロオキシアパタイト〔$Ca_{10}(PO_4)_6(OH)_2$〕にフッ化物が作用すると、フルオロアパタイト〔$Ca_{10}(PO_4)_6F_2$〕となり、より安定した構造となって耐酸性が高まり、歯が溶けにくくなる、というものです。これは、特に歯の形成期で有効です。応用方法としては、飲料水中や塩など食品中に添加されたフッ化物を歯の形成中に摂るというのが一般的です。

　一方、再石灰化の促進作用は、低濃度フッ化物が一定濃度（0.05ppm～0.1ppm）以上でエナメル質の近くに存在するとエナメル質表層にミネラルの沈着を促進し、脱灰エナメル質を修復して健全な歯質を回復させるというものです。さまざまな研究の結果、現在ではこの再石灰化の促進作用が主なフッ化物のう蝕予防機序と考えられています。ですから、子どもだけではなく、生涯を通じてフッ化物は有効なう蝕予防ツールであり、しか

も低濃度長時間の曝露が有効であることから、家庭で毎日行う歯磨剤によるフッ化物応用の重要性が高まりました。

フッ化物配合歯磨剤

　フッ化物の局所応用方法は、歯科医師や歯科衛生士などが行うプロフェッショナルケアの「フッ化物塗布」、学校などでの集団応用、家庭で行う自己応用法である「フッ化物洗口」や「フッ化物配合歯磨剤」の使用があります。なかでも、「フッ化物配合歯磨剤」は、家庭や職場、学校におけるセルフケアとしての利便性や有効性が広く認められています。

　フッ化物配合歯磨剤のシェア（市場占有率）については、日本では1980年代では10%程度でしたが、2009年では約90%を占めています。シェアが上がれば、フッ化物配合歯磨剤によるう蝕予防効果の知識がなくても、手に取る確率は自然に増加していきます。近年、日本で認められたう蝕の減少には、フッ化物配合歯磨剤の普及が影響していると考えられています（**図5**）。

　歯磨剤に使用されているフッ化物の種類は、フッ化ナトリウム（NaF）、モノフルオロリン酸ナトリウム（Na$_2$PO$_3$F：MFP）、フッ化第一スズ（SnF$_2$）の3種類で、フッ化物イオンの濃度はすべて0.1%（1,000ppm）以下と定められています。いずれのフッ化物も20〜30%くらいのう蝕予防率で、う蝕予防効果には大きな差がないとされています。

　フッ化物配合歯磨剤の見分け方については、以下の3点が挙げられます。①化粧品と医薬部外品がありますが、フッ化物が配合されているものは医薬部外品です。ただし、化粧品でもむし歯を防ぐと書かれているので注意が必要です。②フッ化物配合歯磨剤には、薬事法により「むし歯の発生及び進行の予防」、「むし歯を防ぐ」という効能・

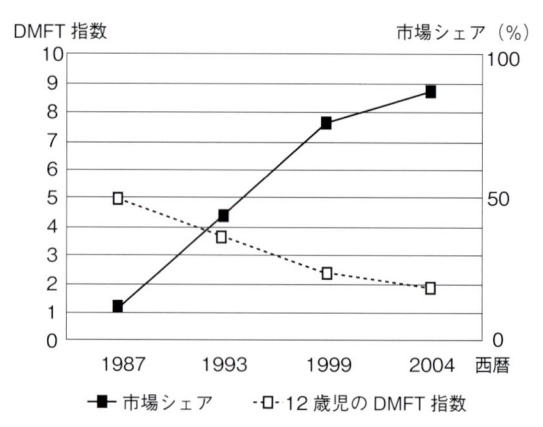

図❺　フッ化物配合歯磨剤のシェアと12歳児のDMFT指数（参考文献2）より引用改変）

効果の記載が認められています。③成分表示の薬用成分の欄に、フッ化ナトリウム（NaF）、モノフルオロリン酸ナトリウム（Na$_2$PO$_3$F：MFP）、フッ化第一スズ（SnF$_2$）と表示してあり、確認できるようになっています（**表1**）。

　歯磨剤でのフッ化物応用の利点としては、①日常の歯磨きに組み込むことで、簡単にう蝕予防に応用できる、②誰にでも簡単に入手できる（市場占有率は約90%）、③全量を飲み込む危険は少ない、④1日数回使用することにより、初期脱灰歯面の再石灰化を促進させる機会が増える、などが考えられます。

　フッ化物配合歯磨剤は、個々人のホームケア、及び子どもの場合は保護者によるケアとなるため、フッ化物の応用量、作用時間や洗口回数などによってその効果は大きく左右されるといわれています。有効性を高めるため、推奨される効果的なフッ化物配合歯磨剤の使用方法を**表2**に示しました。いかに口腔内のフッ素濃度（0.05ppm〜0.1ppm）を維持できるかがポイントとなります。

フッ化物配合歯磨剤の安全性

　最後に安全性について考えたいと思います。フッ化物の急性中毒発現閾値（最低値）は、体重

表❶ フッ化物配合歯磨剤の調べ方

> ◎フッ化物が配合されているものは、医薬部外品である
> ◎フッ化物配合歯磨剤には、薬事法により、「むし歯の発生及び進行の予防」、「むし歯を防ぐ」という効能・効果の記載が認められている
> ◎成分表示の薬用成分の欄に「フッ化ナトリウム」、「モノフルオロリン酸ナトリウム」、「フッ化第一スズ」と表示してある

表❷ 効果的なフッ化物配合歯磨剤の使用方法（参考文献[2])より引用改変）

1	歯ブラシに年齢に応じた量の歯磨剤を付ける
2	磨く前に歯磨剤を歯面全体に広げる
3	2～3分間歯磨剤による泡立ちを保つような歯磨きをする（磨く方法は特にはこだわらない）
4	歯磨剤を吐き出す
5	10～15mLの水を口に含む
6	5秒間程度ぶくぶくをする（洗口は1回のみ）
7	洗口は1回のみとし、吐き出し後はうがいをしない
8	その後1～2時間程度飲食をしないことが望ましい

表❸ フッ化物歯磨剤の年齢別応用量（参考文献[2])より引用改変）

年齢	使用量	歯磨剤のF濃度	注意事項
6ヵ月～2歳	切った爪程度	500ppm（泡状であれば1,000ppm）	仕上げ磨き時に保護者が行う
3～5歳	5mm以下	500ppm（泡状またはMFPであれば1,000ppm）	就寝前が効果的 歯磨き後5～10mLの水で1回のみ洗口
6～14歳	1cm程度	1,000ppm	就寝前が効果的 歯磨き後5～10mLの水で1回のみ洗口
15歳以上	2cm程度	1,000ppm	就寝前が効果的 歯磨き後5～10mLの水で1回のみ洗口

1kgあたり2mg Fです。5歳の子どもの体重を15kgとすると30mg Fとなります。フッ素濃度950ppmの歯磨剤なら、歯磨剤1本（60g）のフッ素使用量の計算をすると、0.095×60g×10＝57mg F、フッ素濃度500ppmの歯磨剤なら、歯磨剤1本（60g）のフッ素使用量は0.05×60g×10＝30mg Fとなります。1回当たりの使用量3～5歳で5mm（約0.5g）ならば、使用したフッ素量は0.475mg F（950ppm）、0.25mg F（500ppm）となり、フッ化物の急性中毒発現閾値（最低値）30mg Fに比較して、安全に使える量と考えられます。年齢に応じた歯磨剤の量を表3に示します。

フッ化物の応用については、日本の健康施策「健康日本21」の歯の健康目標として、フッ化物歯面塗布を受けたことのある幼児を50%以上（中間実績37.8%）、学齢期におけるフッ化物配合歯磨剤使用者の割合を90%以上（中間実績52.5%）と示されており、具体的な取り組みが展開されていました。安全で、かつ効果的に使ってもらうために、フッ化物配合歯磨剤の使い方として、1日2回以上磨くことや年齢による使用量、うがいの回数など具体的な使用方法を情報提供し、普及していく必要があると思います。

【参考文献】
1) 中垣晴男，神原正樹，磯崎篤則：臨床家のための口腔衛生学．永松書店，東京，2009.
2) フッ化物応用研究会：う蝕予防のためのフッ化物配合歯磨剤応用マニュアル．東京，2006.

第2章 う蝕予防

シーラント

山田 亜矢 Aya YAMADA
東北大学大学院　歯学研究科　小児発達歯科学分野／歯科医師

福本 敏 Satoshi FUKUMOTO
同／歯科医師

● シーラントとは

　臼歯には、「小窩裂溝」と呼ばれるくぼみや溝があります。特に口腔内に萌出したての未熟な歯は小窩裂溝が複雑で、歯垢が溜まりやすく、う蝕の好発部位になります。
　そこで、この小窩裂溝部の歯質を削除することなく、填塞材を用いて封鎖（seal）し、う蝕の発生を予防することを目的として行う処置を、シーラント（小窩裂溝填塞法：pit and fissure sealant；図1）と呼びます。

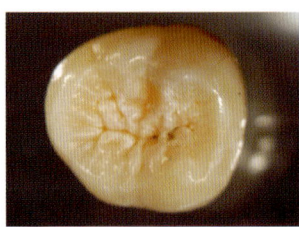

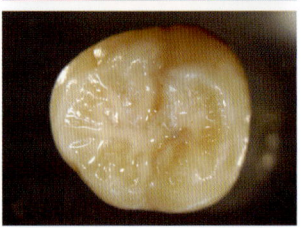

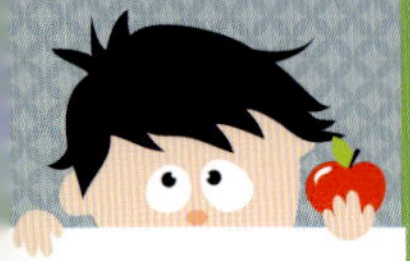

a：処置前。複雑な小窩裂溝
b：処置後。小窩裂溝が封鎖されている

図❶　シーラント処置歯

● どのような歯に行うのか、どのような種類があるのか

　シーラントは以下の3つの部位に行います。
①乳臼歯、小臼歯、大臼歯の小窩裂溝部
②上顎切歯の舌盲孔
③癒合歯の癒合部分、異常結節の基底部

　また、シーラント材にはいくつかの種類があり、それぞれ特徴が異なります。

1．セメント系シーラント材（図2）

【利点】
- 歯質接着性がある
- 歯面へのエッチング（リン酸処理）が不要
- フッ素徐放性
- 生体親和性に優れている
- 簡易防湿でよい

【欠点】
- 耐摩耗性、耐溶解性に劣る
- 硬化初期の感水による物性の劣化
- 練和作業が必要

2．レジン系シーラント材（図3）

【利点】
- 耐摩耗性、耐溶解性に優れている
- 流れがよく、小窩裂溝部に侵入しやすい
- 練和作業が不要

【欠点】
- 歯面へのエッチング（リン酸処理）が必要
- 完全防湿が必要
- 十分な水洗と乾燥が必要

3．新しいシーラント材（グラスアイオノマー系シーラント材とレジン系シーラント材の利点を有したシーラント材：図4）

【特徴】
- 歯面へのエッチング（リン酸処理）が不要
- フッ素のリリースとリチャージ能がある
- 水洗処理が不要
- 流れがよく、小窩裂溝部に侵入しやすい
- 高い強度を有する

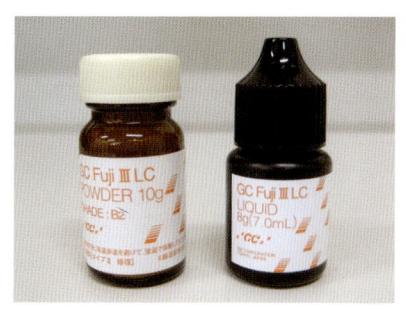

図❷　セメント系シーラント材

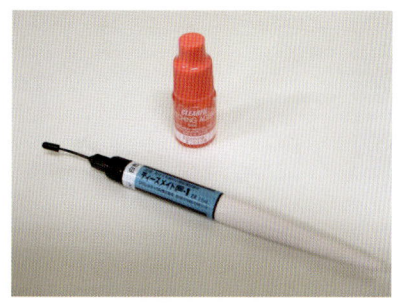

図❸　レジン系シーラント材

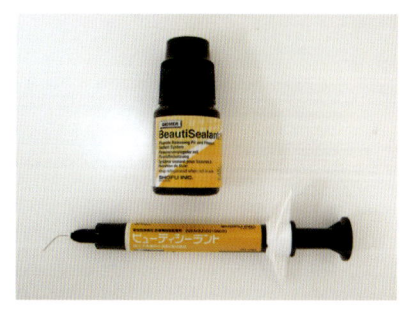

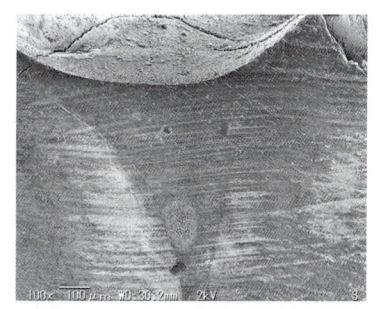

図❹　新しいシーラント材

図❺　シーラントを填塞した歯の断面の電顕像

- フッ素を含む6種のイオン徐放性を有する
- 細菌付着及び増殖抑制、酸産生能を低下させる

　このような特徴を有しているため、填塞部の継続的な歯質の再石灰化だけでなく、填塞部周囲のう蝕予防にも効果があります（**図5**）。

● シーラントの術式

1．防湿
　材料の特性に合わせて、簡易防湿またはラバーダム防湿を行う。

2．歯面清掃
　ブラシコーンを用いて小窩裂溝部及び歯面全体を清掃する。

3．歯面処理
　それぞれの材料に必要な歯面処理を行う。

4．水洗
　水洗を必要とする歯面処理材に対して行う。

5．乾燥
　各材料に適した歯面乾燥を行う。

6．シーラント材の填塞
　気泡を混入させないように気をつけながら、小窩裂溝部に材料を填塞する。適切な填塞量であるかどうかを確認する。

7．光照射
　光照射を行い、シーラント材を硬化させる。この際、照射光から眼を防御すること。

8．硬化確認
　探針で硬化しているかどうかを確認する。

9．未重合層の除去
　材料に応じて、水洗またはアルコール綿球で硬化表面の未重合層を除去する。

●

　確実な予防効果を得るためには、定期的な観察や填塞状態の確認を行う必要があります。

第2章 う蝕予防

大野陽真 Yoma OHNO
山口県・おおの小児矯正歯科／歯科医師

大野慧太郎 Keitaro OHNO
同／歯科医師

宮本理恵 Rie MIYAMOTO
同／歯科医師

宮本茂広 Shigehiro MIYAMOTO
同／歯科医師

大野秀夫 Hideo OHNO
同／歯科医師

定期健診時に診ること・聞くこと

近年、子どもの顎口腔系機能障害など顎の発育に好ましくない状況が指摘されています。また、子どものための歯科医院では、う蝕の予防ばかりでなく、その他の歯科疾患に関する保健指導の立場から、予防から歯科的成育への幅広い管理、支援が必要と考えられています。

そうした取り組みにおいて定期健診は非常に重要です。う蝕治療を中心としたかつての歯科医療形態は、"早期発見→早期治療"、"早期発見→早期管理"でした。しかし、これからの子ども歯科は、子どもの包括歯科医療を進めるべきだと思います。包括歯科医療を考えた定期健診の場合、"早期発見→長期支援"へと意識の変革が必要だと思います。

わかりやすくいうと、乳幼児期から子どもたちと出会い、そして成人になるまでの長いお付き合いのなかで、子どもたちのその時々の生活を支援し、更に健全な永久歯へ育むことが大切なのです。

● 当院の定期健診

当院では子どもの包括歯科医療を実践するため、各患者それぞれの健康観を育めるように、定期健診を行っています。

1．定期健診のコンセプト

定期健診のコンセプトは「個別的に健康観を育む"かきくけこ"」です。このコンセプトをもとに、定期健診に運営しています。このコンセプトを以下に解説します（表1）。

1）か：カリエスだけにはとらわれない

子どものための歯科医院なので、どうしても

表❶ 当院の定期健診のコンセプト「個別的に健康観を育む"かきくけこ"」

か	カリエスだけにはとらわれない
き	教育・躾の一環としての情報提供
く	繰り返し支援（問題点を）
け	経年的に評価（記録をとる）
こ	合理的・短時間でわかりやすいプロとしての支援

う蝕に目が向いてしまいがちです。う蝕だけでなく他の疾患にも目を向けるようにしましょう。

2）き：教育・躾の一環としての情報提供

子どもは常に前向きで、いつも成長発達しています。家庭での教育、躾の一環として健康を維持するための情報提供を行いましょう。

3）く：繰り返し支援（問題点を）

問題点がいろいろあればすべてを一度に支援しがちですが、その患者にとって何が一番重要かを考えて、ポイントを絞ってわかりやすい支援を行いましょう。その際は、一つの問題点が解決してから、次の問題点を支援します。問題点は繰り返し支援することで、いつの間にか解決します。

4）け：経年的に評価（記録をとる）

人は主観に陥りやすく、思い込んでしまいがちです。きちんとした資料をとることで客観的に評価し、適切な健康支援を行いましょう。

5）こ：合理的・短時間でわかりやすいプロとしての支援

現代の子どもたちは非常に忙しく生活しています。今、何が大切なのか見極めて、合理的かつ短時間の支援を行うように心がけましょう。

表❷　成長発達に沿った当院での対象区分

区分		年齢の目安	口腔内の特徴
ベイビー	1	0〜1.5歳	第1乳臼歯萌出まで
	2	1.5〜3歳	第2乳臼歯萌出まで
キンダー		3〜6歳	乳歯列安定期
チャイルド	1	6〜8歳	永久切歯交換期
	2	8〜12歳	側方歯群交換期
ヤング	1	12〜16歳	永久歯列期
	2	16歳以降	

2．成長発達に沿った支援内容
1）成長発達に沿った当院の対象区分

定期健診においては、子どもの心と体、及び口腔内の変化（歯の成長など）を短期間で的確に把握して、治療方針、指導を立案する必要があります。また、子どものための歯科医院では、子どもが泣き叫んだり暴れたりするため、スタッフ間及び患者さんとのコミュニケーションが慌ただしくなりがちで、誤解を生む確率が高くなります。そこで、当院ではテクニカルターム（当院の専門用語）を設定しています。

表2に子どもの成長発育段階及び当院における区分を示します。

2）対象区分に沿った定期健診における支援内容

成長発達に沿った対象区分における定期健診の支援内容を、**表3〜9**に示します。

①ベイビー1（表3）

当院では、マイナス1歳（出産前）からの定期的支援を心がけています。当院における2010年のベイビー1の新患数は、約30％を占めていました。来院目的は哺乳障害、定期的管理希望、う蝕予防、う蝕治療、外傷などでした。ベイビー1のポイントは哺乳障害や摂食障害について指導・支援することです。卒乳に問題のある患者さんには、卒乳のステップ指導をしています。

う蝕の有無に関係なく、来院している患者さんにはう蝕予防の必要性を認識させる必要性があります。

②ベイビー2（表4）

当院における2010年のベイビー2の新患数は、

表❸　ベイビー1、支援のポイント

項目		内容
1．歯の成長		(1)乳歯、永久歯の成長　(2)歯の萌出　(3)歯の構造　(4)発育空隙
2．う蝕		(1)予防の大切さアピール　(2)ランパントカリエス：ボトル、母乳、スポーツドリンク　(3)予防：シーラント、フッ素
3．歯磨き	子	(1)生後5〜6ヵ月からおもちゃ代わりに歯ブラシを与える
	親	(1)萌出したらガーゼを使用せず歯ブラシ使用　(2)萌出途上歯の歯磨き
4．口の機能評価		(1)口呼吸
5．摂食		(1)哺乳：小帯異常（舌、上唇）　(2)母乳の効果と哺乳ビン　(3)離乳の目的　(4)卒乳：1歳まで　(5)味覚の形成　(6)好き嫌いがないように
6．接し方		(1)歯科恐怖症にしない（当院ではかめコース、うさぎコースを設けている）　(2)定期的来院
7．支援		(1)母親中心

表❹　ベイビー2、支援のポイント

項目		内容
1．歯の成長		(1)乳歯、永久歯の成長　(2)歯の萌出　(3)歯の構造　(4)発育空隙
2．う蝕		(1)予防の大切さアピール　(2)ランパントカリエス：ボトル、母乳、スポーツドリンク　(3)隣接面う蝕について　(4)予防：シーラント、フッ素
3．歯磨き	子	(1)おもちゃ代わりに歯ブラシを与える　(2)食後、寝る前の習慣づけ
	親	(1)萌出途上歯の歯磨き　(2)フロッシング
4．口の機能評価		(1)口呼吸　(2)口唇の機能
5．口腔習癖		(1)指しゃぶりと開咬の関連（キンダーまでは極力中止するように）
6．摂食		(1)バランスのとれた食生活　(2)食べ方（嚥下など）
7．接し方		(1)歯科恐怖症にしない（当院ではかめコース、うさぎコースを設けている）　(2)定期的来院
8．支援		(1)母親中心

約20％を占めていました。来院目的はう蝕治療、う蝕予防、定期的管理、支援などでした。第2乳臼歯が萌出し、唾液の量が減少してう蝕に罹患しやすくなるので、定期的管理支援の必要性を母親にアピールします。

う蝕治療希望を主訴に来院した患者さんでは、家庭環境などでの原因を追及して改善します。大部分は卒乳の失敗（授乳の継続など）や間食の問題です。母親の心理を考慮してやさしく、実行しやすい内容で支援すべきです。また、患者さんを歯科恐怖症にさせないように配慮すべきです。

③キンダー（表5）

当院における2010年のキンダーの新患数は、約20％を占めていました。来院目的はベイビー2と同様でした。

表❺ キンダー、支援のポイント

項目	内容
1．歯の成長	(1)乳歯、永久歯の成長 (2)歯の構造 (3)発育空隙
2．う蝕	(1)予防の大切さアピール (2)予防：シーラント、フッ素 (3)好発部位：隣接面
3．歯磨き 子	(1)食後、寝る前の習慣づけ (2)3歳：歯ブラシの把持ができるように／4〜6歳：ある程度磨けるように
親	(1)チェック歯磨き (2)フロッシング
4．口の機能評価	(1)口呼吸 (2)口唇の機能 (3)噛む力 (4)発音
5．口腔習癖	(1)指しゃぶりと開咬の関連（できるだけ早く中止するように）
6．摂食	(1)間食指導 (2)バランスのとれた食生活 (3)食べ方（嚥下など）
7．歯並び	(1)正常な歯列 (2)不正咬合の発症要因
8．接し方	(1)歯科恐怖症にしない（当院ではかめコース、うさぎコースを設けている） (2)定期的来院
9．支援	(1)母親中心

表❻ チャイルド1、支援のポイント

項目	内容
1．歯の成長	(1)永久歯の成長と萌出（6歳臼歯の大切さ、永久切歯の交換） (2)歯の構造
2．う蝕	(1)予防の大切さアピール (2)予防：シーラント、フッ素 (3)好発部位：6歳臼歯咬合面、ホワイトスポット
3．歯磨き 子	(1)本人が磨けるように (2)6歳臼歯のつっこみ磨き
親	(1)チェック歯磨き（6歳臼歯の管理） (2)フロッシング (3)歯磨剤
4．口の機能評価	(1)姿勢（態癖） (2)口呼吸 (3)舌の機能 (4)口唇の機能 (5)噛む力 (6)発音
5．口腔習癖	(1)指しゃぶりと開咬の関連（必ず中止）
6．摂食	(1)間食指導：だらだら喰い、種類 (2)バランスのとれた食生活 (3)食べ方（嚥下など）
7．歯並び	(1)骨格型の有無 (2)ディスクレパンシーの有無 (3)前歯部交換、みにくいアヒルの子、発育空隙 (4)不正咬合の発症要因
8．歯周疾患	(1)歯肉炎 (2)歯石
9．接し方	(1)社会性を考慮
10．支援	(1)母親中心

キンダーの心の成長としては、社会生活においていろいろな事象を理解できるようになるので、健康教育の基礎づくりをすべきです。また、幼稚園や保育園に通園するようになり社会生活がスタートし、母親の管理下を徐々に離れるようになるので、この点を考慮した支援が大切です。

歯磨きについては、食後や寝る前の習慣づけが重要です。心の成長発達に伴い、歯ブラシの確実な把持から歯磨きができるように指導・支援します。ときどき母親がチェック磨きをしなくなっていることもあるので、定期健診ごとに母親にその必要性をアピールしたほうがよいでしょう。

なお、当院では患者さんが定期的に来院するように、医院を好きになるような工夫に心がけています。

④**チャイルド1（表6）**

当院における2010年のチャイルド1の新患数は、約10％を占めていました。来院目的はベビー2、キンダーと同様でした。

心の成長発達として小学校に入学、そして小学校での生活で社会性を身につけます。また、母親の管理から徐々に離れていきます。

キンダーにおいては母親中心の支援でしたが、チャイルド1からは子どもと母親の両方に支援するように心がけます。しかし、子どもの体と心、そして口腔内の変化は個人差があるため、医院好きにするためにも個々の心の成長発達に合わせて

表❼ チャイルド2、支援のポイント

項目	内容
1．歯の成長	(1)永久歯の成長と側方歯群の交換 (2)歯の構造
2．う蝕	(1)予防の大切さアピール (2)予防：シーラント、フッ素 (3)好発部位：臼歯咬合面、歯頸部
3．歯磨き 子	(1)本人が磨けるように（歯の交換で口腔内が複雑になる） (2)フロッシング
親	(1)デンタルグッズの供給
4．口の機能評価	(1)姿勢（態癖） (2)口腔習癖 (3)口呼吸 (4)舌の機能 (5)口唇の機能 (6)噛む力 (7)発音
5．摂食	(1)間食指導：だらだら喰い、ながら喰い (2)バランスのとれた食生活 (3)食べ方（嚥下など）
6．歯並び	(1)現状の説明 (2)骨格型の有無 (3)ディスクレパンシーの有無 (4)リーウェイスペース (5)不正咬合の発症要因
7．歯周疾患	(1)歯肉炎 (2)歯石
8．顎口腔系の機能障害	(1)チェック (2)必要なら治療
9．接し方	(1)社会性を考慮
10．支援	(1)子ども中心

支援しましょう。例えば、口腔はキンダーであっても心はチャイルド1の成長発達段階であれば、チャイルド1の支援内容で母親と子ども中心に指導・支援すべきです。また、口腔はチャイルド1であっても心はキンダーの成長発達段階であれば、キンダーの支援内容で母親中心に指導・支援すべきです。つまり、患者さんの心を中心とした指導・支援が必要なのです。

⑤**チャイルド2（表7）**

当院における2010年のチャイルド2の新患数は、約10％を占めていました。来院目的は、う蝕治療、う蝕予防、定期的管理、不正咬合管理でした。

表❽ ヤング1、支援のポイント

項目	内容
1. 歯の成長	(1)永久歯の成長と萌出：12歳臼歯　(2)歯の構造
2. う蝕	(1)予防の大切さアピール　(2)予防：シーラント、フッ素 (3)思春期う蝕　(4)好発部位：臼歯咬合面、隣接面、歯頸部
3. 歯磨き　子	(1)本人が磨けるように。特に自己管理について (2)フロッシング
親	(1)デンタルグッズの供給
4. 口の機能評価	(1)姿勢（態癖）　(2)口呼吸　(3)舌の機能　(4)口唇の機能 (5)噛む力
5. 摂食	(1)間食指導：だらだら喰い (2)バランスのとれた食生活　(3)食べ方（嚥下など）
6. 歯並び	(1)必要なら歯科矯正管理
7. 歯周疾患	(1)歯肉炎　(2)歯石
8. 顎口腔系の機能障害	(1)チェック　(2)必要なら治療
9. 接し方	(1)将来の生き方を考慮
10. 支援	(1)子ども中心

表❾ ヤング2、支援のポイント

項目	内容
1. 歯の成長	(1)永久歯の成長と萌出：智歯　(2)歯の構造
2. う蝕	(1)予防の大切さアピール　(2)予防：シーラント、フッ素 (3)思春期う蝕　(4)好発部位：臼歯咬合面、隣接面、歯頸部
3. 歯磨き　子	(1)本人が磨けるように。特に自己管理について (2)フロッシング
親	(1)デンタルグッズの供給
4. 口の機能評価	(1)姿勢（態癖）　(2)口呼吸　(3)舌の機能　(4)口唇の機能 (5)噛む力
5. 摂食	(1)間食指導：だらだら喰い (2)バランスのとれた食生活　(3)食べ方（嚥下など）
6. 歯並び	(1)必要なら歯科矯正管理
7. 歯周疾患	(1)歯肉炎　(2)歯石　(3)歯周疾患のリスク判定
8. 顎口腔系の機能障害	(1)チェック　(2)必要なら治療
9. 接し方	(1)生き方（進学、就職など）を配慮
10. 支援	(1)子ども中心

　社会生活においてチャイルド1と比較してより社会性を身につけ、母親の管理から離れて教師や友だちの影響をより受けやすくなります。

　チャイルド1においては子どもと母親に支援してきましたが、チャイルド2においては子ども中心に支援します。特に、女性は男性と比較して早く思春期に入るため、チャイルド1で述べた子どもの体と心、そして口腔内の変化を十分考慮して、心を中心とした支援が重要になります。

　なお、歯磨き指導においては、6歳臼歯のチェックは母親、その他は子どもというように、母親と子どもが役割分担するとよいでしょう。

⑥ヤング（表8、9）

　当院における2010年のヤングの新患数は、約10％を占めていました。来院目的はチャイルド2と同様でした。

　社会生活においては、学童期から成人期に移行する時期で、心の成長発達では自分の体の変化について非常に敏感になります。母子関係については、子どもは親から離れ自立していきます。

　支援は母子分離して、子どものみに行います。そして、親にはデンタルグッズの供給など金銭的問題について確認をとるようにします。

　ヤングは受験勉強の時期になり、生活が不規則になり、いわゆる思春期性う蝕、思春期性歯肉炎が多発します。支援にあたっては、歯磨きの改善ばかりでなく生活指導を心がけましょう。

　なお、ヤング2において子どもが将来自分の生き方を決定する時期にあたり、その点を考慮した指導・支援が、患者さんに来院させる秘訣になります。

まとめ

　歯科疾患の誘発性については日常生活との関連が多く、規則正しい生活習慣が必要となります。そのために、医院としては母親と子どもの生活態度に対する意識が変動しないように、定期健診時の支援が必要です。

　しかし、定期的に来院している患者の場合、定期健診時の支援は完璧を強いる必要はなく"悪くならない"支援でよいと思います。というのは、医院でのプロフェッショナルケアでサポートできるからです。まずは患者さんに来院してもらうことを最重要視すべきと考えています。

【参考文献】
1）大野秀夫，浜田晶子，小田裕子，杉岡千津：乳幼児期からの歯列完成期の定期検診．デンタルハイジーン別冊 オーラル・サポーティブ・プログラム，医歯薬出版，東京，98-103，2001．
2）杉岡千津，森田昌美，小田裕子，中原裕子，杉本いとみ，大野秀夫，田中克明：子ども歯科の定期的管理．小児歯科臨床，14（12）：55-65，2009．
3）杉岡千津，小田裕子，中原裕子，杉本いとみ，大野秀夫，田中克明：歯科衛生士からみた口の機能への支援―子どもの口の働きを見てみよう―．小児歯科臨床，16（4）：55-67，2011．

COLUMN

Q 妊娠中に赤ちゃんの歯を丈夫にするには何を食べればよいのでしょうか？

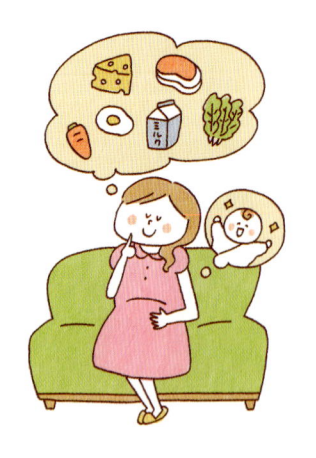

A 歯の栄養には、カルシウムだけでなく、タンパク質、リン、ビタミンA・C・Dの栄養素を含む食品をバランスよく摂ることが大切です。カルシウム（ひじき、チーズ、しらすぼし、等）とリン（米、牛肉、豚肉、卵、等）は歯の石灰化（成熟して固くなること）のための材料に、タンパク質（あじ、卵、牛乳、豆腐、等）は歯の基礎に、ビタミンA（豚、レバー、ほうれん草、にんじん、等）は歯の表面のエナメル質の土台となり、ビタミンC（ほうれん草、みかん、さつまいも、等）はもう一層下の象牙質の土台となり、ビタミンD（バター、卵黄、牛乳、等）はカルシウムの代謝や石灰化の調節役となります。また、妊娠中に必要なカルシウムの1日の所要量は1gとされています。牛乳だと1日400〜600mLが目安といわれています。

Q 私はむし歯が多いです。赤ちゃんもむし歯になりやすいですか？

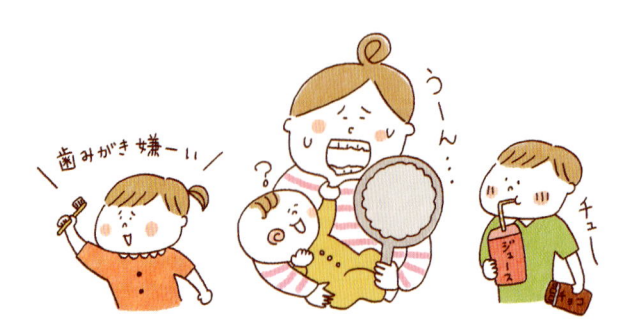

A むし歯になりやすい歯並びや、歯の性質、唾液の性質など、遺伝的な要因が影響することは、確かにあります。
しかしそれよりも、むし歯になるかならないかは、赤ちゃんが育つ環境に左右されることが多いです。家庭での食事や飲み物の与え方、歯磨きなどの生活習慣が、赤ちゃんのむし歯を作ります。
また、生まれたばかりの赤ちゃんの口にはむし歯菌はいません。主にお母さんの唾液を介して赤ちゃんに伝播するといわれています。お母さんのむし歯も早く治療しておきましょう。

日本小児歯科学会HP　こどもたちの口と歯の質問箱より引用改変

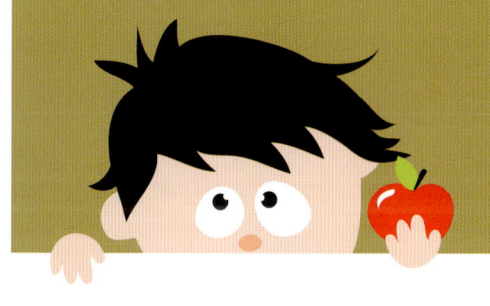

第3章

咬合への対応

第3章 咬合への対応

咬合異常の種類と要因

佐藤秀夫 Hideo SATO
鹿児島大学大学院医歯学総合研究科　小児歯科学分野／歯科医師

山﨑要一 Youichi YAMASAKI
同（教授）／歯科医師

歯科衛生士として子どもとかかわるなかで、保護者から歯並びやかみ合わせに関しての疑問や不安を投げかけられることがあるのではないでしょうか。読者の方はどのように答えますか？「先生（歯科医師）に尋ねてみないとわかりません」という通り一遍等の返事では、かえって保護者を不安にさせるだけではないでしょうか。成長期にある子どもの口腔の形態と機能は、段階的に発育・発達します（図1）。そのなかで、種々の要因により歯並びやかみ合わせの異常、すなわち咬合異常を生じる場合があります（図2）。

本章では「咬合への対応」と題して、咬合異常の種類と要因、対応の必要な例や習癖への対応、そして最近の話題を取り上げ、歯科衛生士として是非知っておきたい内容を解説します。

● 咬合異常の種類

1．叢生

乳歯列には、生理的な空隙である霊長空隙と発育空隙があります。永久切歯は対応する乳切歯より歯冠幅径が大きいため、乳歯に空隙がないと永久歯の萌出スペースが不足することが多いです（図3）。そのため、乳歯列に見られる歯間空隙は永久切歯が正しく並ぶためには極めて重要です。

また、混合歯列期の歯列弓の前方や側方への成長も、永久切歯のスペース不足の解消に役立ちます。上顎の歯列弓では、側切歯は通常口蓋側に転位して萌出し、歯列弓内に叢生がある場合には、口蓋側転位したままになることが多いです（図4）。また、スペースが不足している場合は、萌出方向が変化し、萌出が遅れることもあります。

2．上顎前突・開咬

乳歯列期の上顎前突・開咬の原因の多くは、指しゃぶりを主とする口腔習癖です。そのため、骨格形態に問題がなければ、指しゃぶりの消失とともに上顎前突や前歯部開咬が自然治癒することが多くなります。

混合歯列期の上顎前突（図5）は、歯槽性と骨

図❶　子どもの各年代と歯列の関係

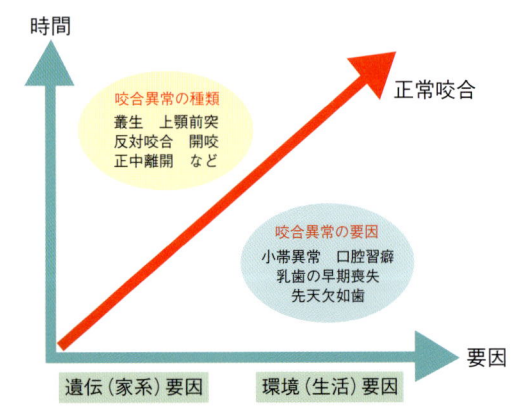

図❷　咬合異常の種類と要因の関係

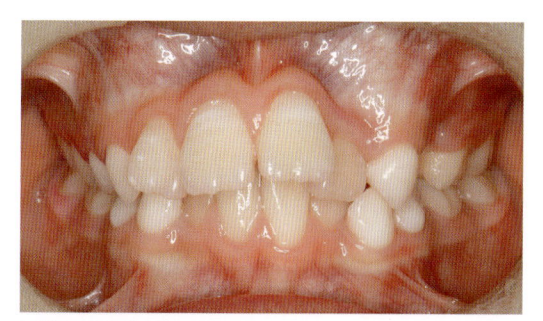

図❸　混合歯列期の叢生

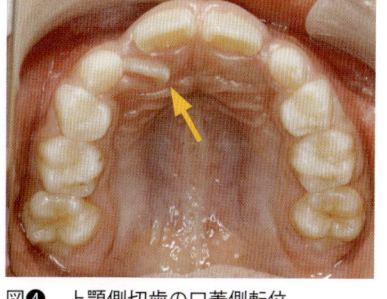

図❹　上顎側切歯の口蓋側転位

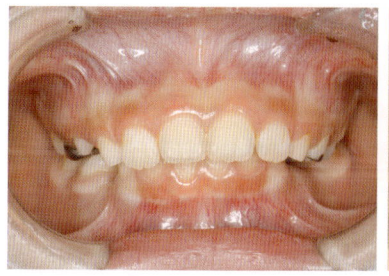

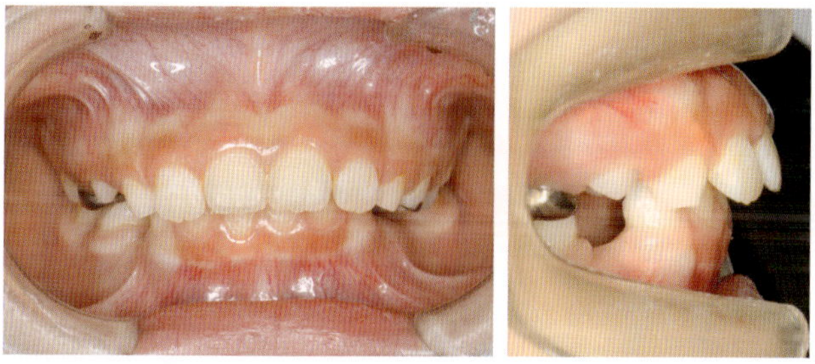

図❺　混合歯列期の上顎前突

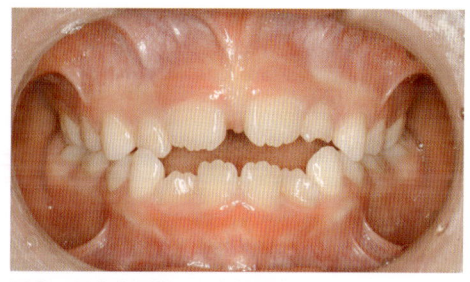

図❻　混合歯列期の前歯部開咬

格性の場合があります。歯槽性の場合は、長期の口腔習癖に起因するものが多くなります。骨格性は、放置すると下顎の発育を阻害し、上下顎骨のバランスが更に悪化することもあります。

　混合歯列期の開咬（図❻）は、乳歯列期同様に口腔習癖が主な原因です。この時期まで習癖が続くと骨格形態にも異常を来している場合が多く、同時に口唇閉鎖不全を引き起こします。この状態が更に長く続くと、口腔周囲筋のバランスがますます崩れ、その後の顎骨の成長発育に悪影響を及ぼす可能性が高くなります。

3．反対咬合

　乳歯列期の反対咬合（図❼）には大きく2つの原因があります。1つは上顎前歯の口蓋側傾斜や下顎前歯の唇側傾斜による歯槽性（機能性）反対咬合です。歯槽性反対咬合は閉口時に乳前歯の早期接触により下顎が前方に偏位した状態で、乳切歯の切端位をとることが可能です。もう1つは、

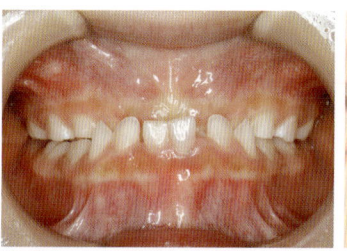

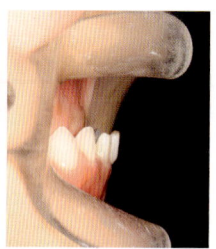

図❼　乳歯列期の反対咬合

乳切歯の切端位がとれない、家系に反対咬合の人がいる、あるいは中顔面部に陥凹感がある場合の、骨格的要因が強い反対咬合です。骨格性反対咬合は、放置すると上顎の発育を阻害し、上下顎骨のバランスを悪化させることがあるため、注意が必要です。

　混合歯列期の反対咬合も乳歯列期と同様に上記の2つに分けることができます。この時期は、成長の旺盛な時期であり、顎骨の成長をコントロールすることは難しい場合があるので、対症療法的な治療は避けるべきです。

1　咬合異常の種類と要因　　071

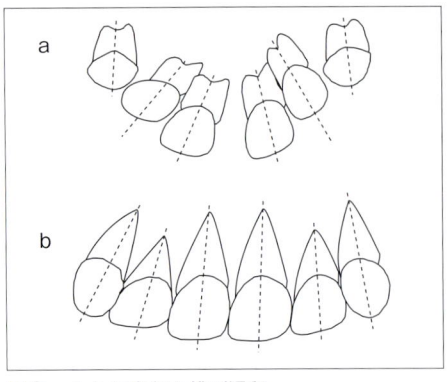

図❽　永久前歯部の排列過程
（a：7歳ごろ、b：14歳ごろ）

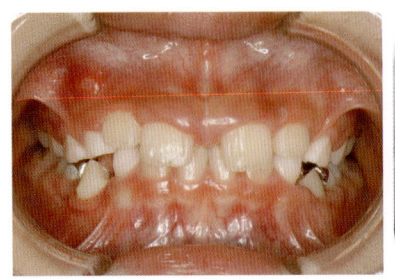

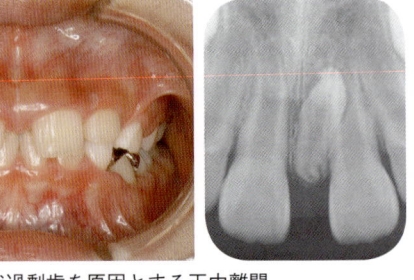

図❾　上顎正中埋伏過剰歯を原因とする正中離開

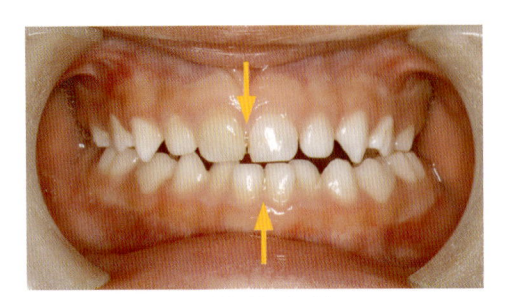

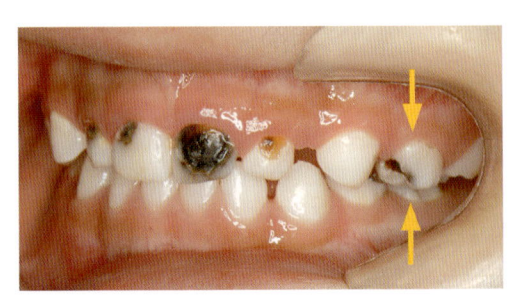

図❿　下顎正中の左方偏位（矢印）

図⓫　乳臼歯の鋏状咬合（矢印）

4．正中離開

　上顎両側中切歯間に生じる空隙を、正中離開といいます。混合歯列期に認められる多くの正中離開は、萌出時の一過性の現象であることが多く、わずかな空隙は上顎犬歯の萌出前であれば正常とみなせます。図8aにみられるように、犬歯の歯冠が側切歯の歯根を圧迫するため、側切歯及び中切歯の歯根を近心に移動させ、両側中切歯及び側切歯を外開きにさせます。更に年齢が進み、犬歯の萌出に伴って側切歯に加わる力の部位も切縁方向に移ってきます。このようにして、側切歯の歯冠は近心に移動し、正中部の離開も狭められ、14歳ごろになると正常な永久前歯の排列が完成します（図8b）。

　その他の正中離開の原因として、以下のものがあります。

①正中埋伏過剰歯（図9）
②上唇小帯の付着異常
③上顎側切歯の先天性欠如または矮小

5．その他の咬合異常

　その他の咬合異常として以下のものがあります。咬合異常の程度により、早期の咬合治療による対応が求められる場合もあるため注意が必要です。

①下顎正中偏位（図10）
②臼歯部 鋏状咬合（図11）
③著しい上顎切歯の突出

咬合異常の要因

　咬合異常の要因は数多くありますが、ここでは臨床上考慮すべきいくつかの要因を取り上げます。

1．小帯異常

　小帯の付着異常としては、上唇小帯と舌小帯の異常があります。上唇小帯は、付着位置が歯槽頂あるいは口蓋の切歯乳頭に達している場合や、小

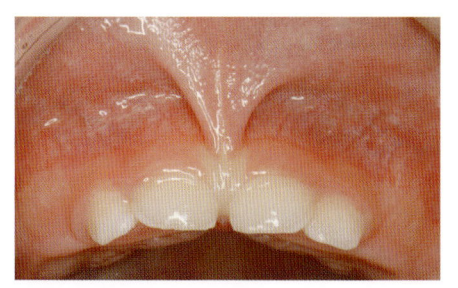

図⑫　上唇小帯の高位付着

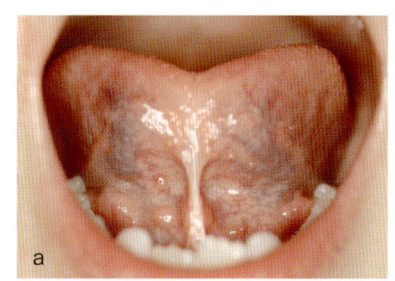

図⑬　舌小帯の付着異常

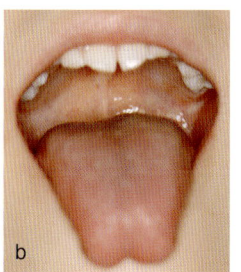

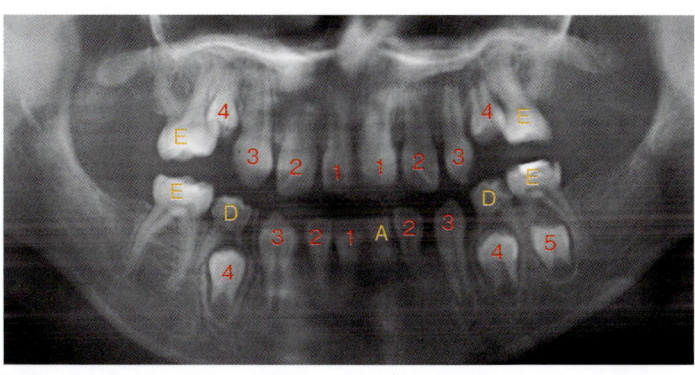

図⑭　永久歯の先天欠如。全顎的に10本以上の永久歯の先天欠如を認める

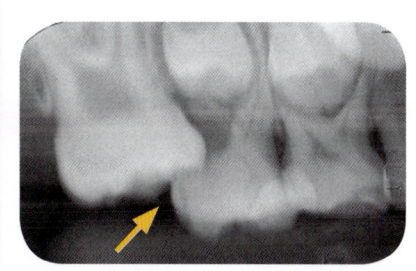

図⑮　上顎右側第一大臼歯の異所萌出（矢印）

帯の形状が付着部で肥厚している場合があります。上唇小帯の付着異常（図12）は、乳中切歯や永久中切歯の正中離開だけでなく、口唇の運動制限を生じるためにう蝕や歯肉炎を誘発しやすいです。

舌小帯は、小帯が短く、付着位置が舌尖または下顎の歯槽頂にあり、舌が著しい運動制限を来している場合は付着異常といえます（図13a）。舌を前方に突出させるとハート形のくびれが生じることがあります（図13b）。これらの異常は、新生児期から乳児期にかけての哺乳・摂食障害及び幼児期における構音障害と低位舌により、将来的に歯列咬合の正常な発育を阻害する可能性があります。

2．過剰歯

過剰歯の好発部位は上顎前歯部です（図9）。埋伏していたり、逆生の場合は永久前歯の萌出阻害の原因となることがあります。また、正中離開の原因にもなることがあります。多くは永久切歯の交換期になかなか生えてこないなどの主訴に対して精査する際に、発見されます。

3．先天欠如歯・異所萌出

先天欠如歯の好発部位は、下顎第二小臼歯と上下顎側切歯です。診断にはパノラマX線写真（図14）が有効です。先天欠如により、将来的に欠損による咬合の異常や咀嚼能率の低下、審美障害が起こり得る可能性があります。

永久歯歯胚の位置異常により、通常とは異なる部位に永久歯が萌出することがあります（図15）。このような異所萌出は、上顎の切歯や第一大臼歯に多く認められ、萌出誘導や保隙等の処置が必要な場合があります。

【参考文献】
1）山﨑要一，岩崎智憲，齊藤一誠：小児歯科学 第4版. 医歯薬出版，東京，84-100，2011.

第3章 咬合への対応

伊藤千晶 Chiaki ITO
鹿児島大学大学院医歯学総合研究科 小児歯科学分野／歯科医師

乳歯列期に対応すべき咬合異常

　乳歯列期は、「食べる・話す」などの口腔機能の獲得時期です。この時期の歯並びやかみ合わせの異常は、機能獲得の妨げとなります。また、歯並びやかみ合わせの異常を放置しておくと、顔面形態の成長にも影響を及ぼし、それがまた混合歯列期以降の口腔機能成熟期・維持期に影響を及ぼします。つまり、口腔機能発達と形態成長は双方とも障害されることになります[1]。

　乳歯列期の治療は、単純な装置により比較的短時間で行うことができます。ここでは、小児期の顔面形態の健全な発育に大きな妨げとなる乳歯列期の咬合異常について、症例を示しながら解説します。

◉ 症例1：上下切歯の傾きの異常による反対咬合

初診時年齢：3歳4ヵ月、女児
主訴：反対咬合
現病歴：上下前歯が萌出してきたころから、反対になっているのを母親が気にしていましたが、3歳児歯科健診で歯科受診を勧められ来院しました（図1）。
処置内容：弾線付きリンガルアーチを装着し、2週間ごとに弾線を調整して、上顎切歯を唇側傾斜させたところ、2ヵ月後には被蓋が改善されました（図2a、b）。

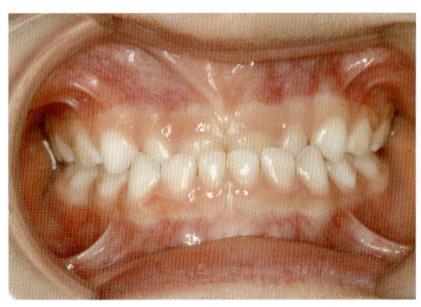

図❶　症例1。初診時3歳4ヵ月、女児

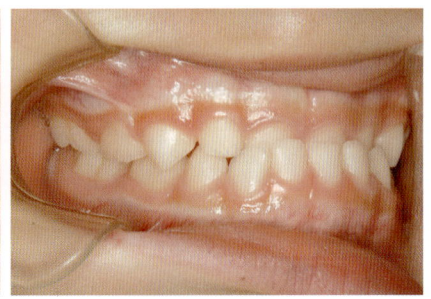

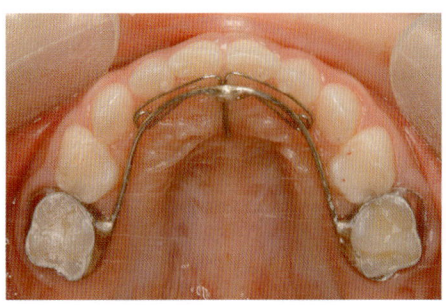

a： 弾線付きリンガルアーチの装着
b： 被蓋改善後
図❷　症例1。治療経過

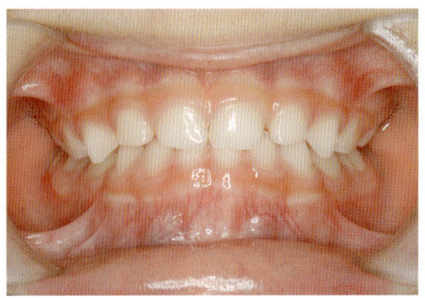

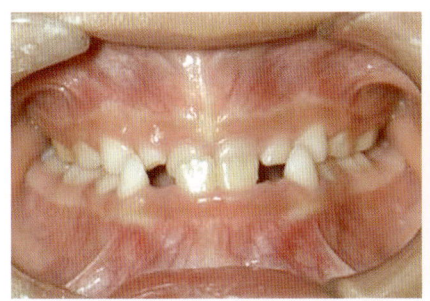

a：初診時6カ月3ヵ月、女児
b：上顎前方牽引装置の口腔内装置と咬合挙上板 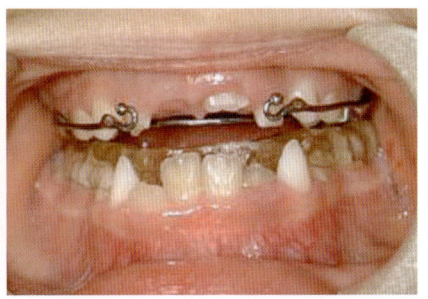
c：咬合面 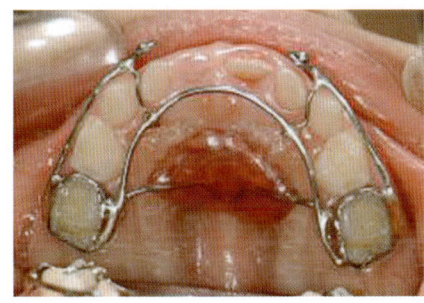
d：被蓋改善後 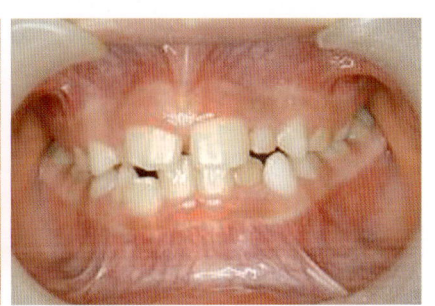

図❸　症例2。上顎骨の劣成長による反対咬合の治療経過

> **point**
> 反対咬合は乳歯列期の咬合異常で最も多くみられます。症例1、2のような早期対応が望まれますが、家族に受け口の方がいる場合には、成長期に下顎過成長による骨格性反対咬合となることがあります。その場合、顎骨の成長が落ち着いてから外科的矯正を含めて検討することもあります。

症例2：上顎骨の劣成長による反対咬合

初診時年齢：6歳3ヵ月、女児
主訴：反対咬合
現病歴：乳歯列のころから、前歯が反対になっているのを母親が気にしていました（図3a）。
処置内容：初診時、A|A が動揺していました。中顔面の凹感があり、上顎骨劣成長を認めたため、上顎前方牽引装置を用いました。1日14時間装着を目標にしていましたが、実際は1日10時間ほど使用しました。

6ヵ月後、被蓋改善を認めました（図3b〜d）。

症例3：臼歯部交叉咬合

初診時年齢：5歳6ヵ月、女児
主訴：右側方交叉咬合
現病歴：近医にて乳臼歯部の交叉咬合を指摘され、治療目的で当科を紹介されました（図4）。吸指癖があります。
処置内容：上顎乳臼歯部を頬側に傾斜させ、また、上顎歯列を側方へ拡大することを目的に、クワドヘリックスを装着しました。吸指癖については、

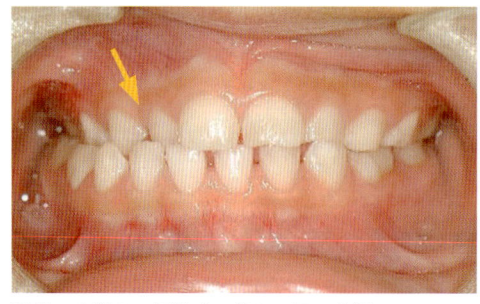

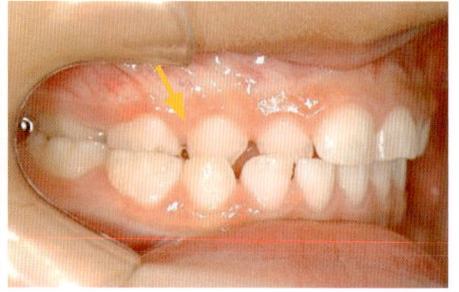

図❹ 症例3。初診時5歳6ヵ月、女児

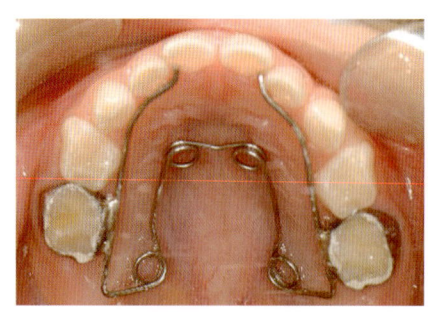

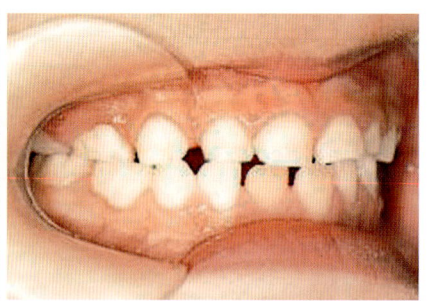

a：側方拡大を目的としたクワドヘリックスアプライアンスの装着　b：改善後

図❺ 症例3。治療経過

> **point**
> 　小児期の臼歯部交叉咬合は、偏側咀嚼を招き、顎顔面の非対称性を悪化させてしまいます。早期の対応で、将来の大きな咬合異常を未然に防ぐことができます。

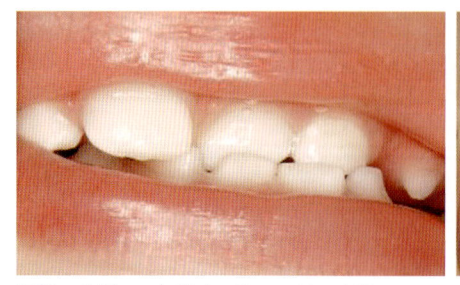

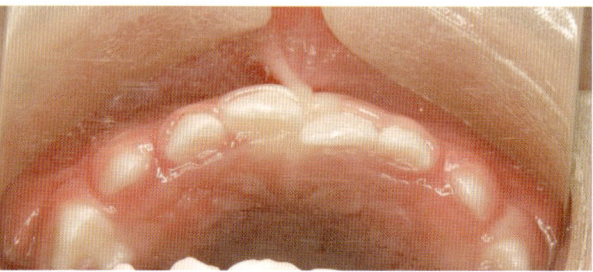

図❻ 症例4。初診時1歳6ヵ月、女児

> **point**
> 　乳幼児期の交叉咬合は、低年齢であるため治療の必要性が理解できず、また、固定源となる歯が萌出していない場合は、装置装着を要する治療は困難です。しかし、この時期の交叉咬合を放置しておくと、成長に伴い上下顎骨のズレや顔の変形を起こしてしまうこともあり、可及的な早期対応が望まれます[2]。

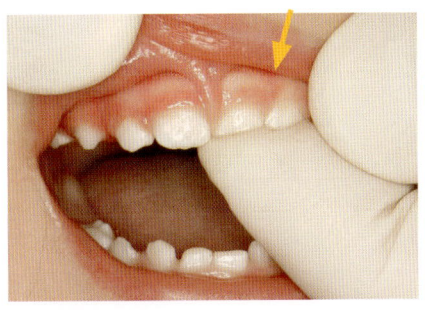

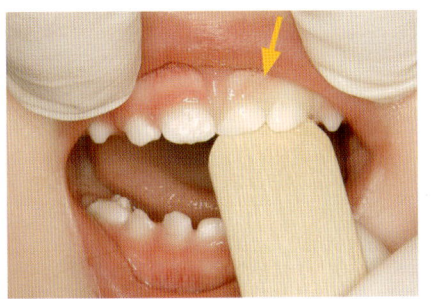

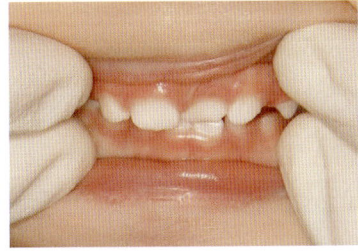

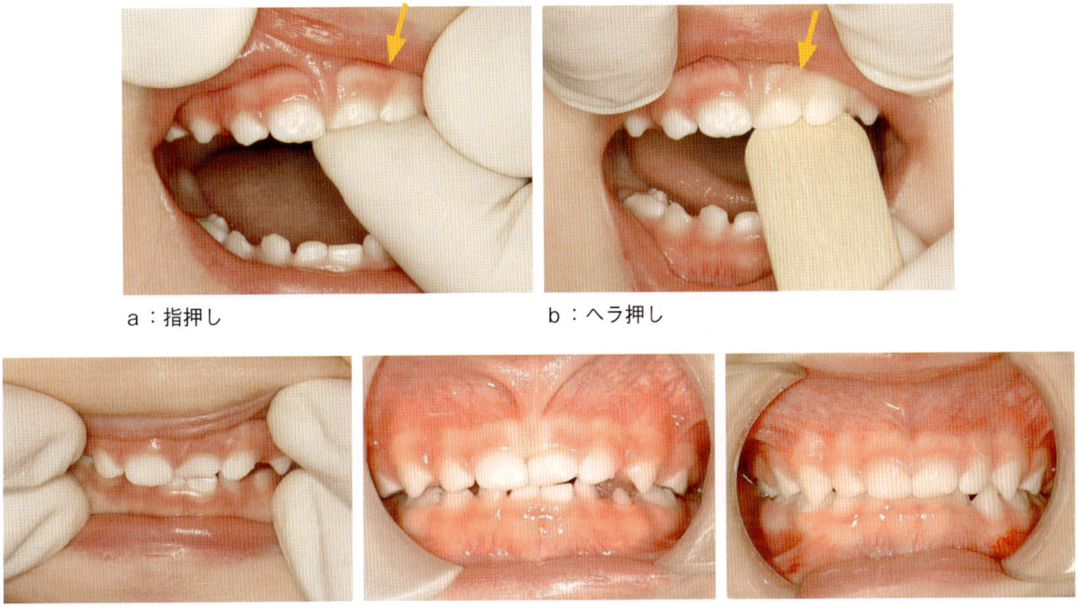

a：指押し　　　　　　　　　　　　b：ヘラ押し

c：2週間後　　　　d：5週間後　　　　e：6ヵ月後
図❼　症例4．指押しとヘラ押しによる前歯部交叉咬合の治療

担当医と患児との間に信頼関係をつくり、よく話し合うことで自然に解消され、5ヵ月後には咬合改善を認めました（図5 a、b）。

● 症例4：乳幼児期の前歯部交叉咬合

初診時年齢：1歳6ヵ月、女児
主訴：|A 部の交叉咬合
現病歴：1歳6ヵ月健診で、|A 部の交叉咬合を指摘されて、母親が心配になり来院しました（図6）。
処置内容：患児との言葉による意思疎通が図れないこと、乳臼歯が萌出途中であったことから、装置を使わずに「指押し」と「ヘラ押し」により被蓋改善を試みました。

口蓋側転位している|A の唇側歯肉に、軽度の貧血帯が生じる程度で3秒間維持し、これを50回繰り返して、1日3セット行うように保護者に指示しました（図7 a、b）。2週間後には、同部の被蓋関係は切端位まで改善しましたが、患児が長時間の「ヘラ押し」を嫌がり始めたため、回数と時間を短縮しました。5週後には、切歯の被蓋状態が改善したため、「ヘラ押し」を止めて経過観察としたところ、6ヵ月後にはすべて解消しました（図7 c～e）。

● まとめ

子どもが歯科健診などで咬合異常を指摘されたり、周りの子どもとかみ合わせが違うと、保護者の方は心配になります。歯科関係者は、保護者の不安や心配に耳を傾け、少しでも軽くしていく努力が必要です。早期対応によって、将来起こり得る機能異常や顎顔面形態異常を未然に防いだり、最少限に留めることが可能になり、健全な口腔機能と形態の発達を促すことになります。

【参考文献】
1) 佐々木 洋, 田中英一, 菅原準二（編著）：口腔の成育をはかる 1巻. 医歯薬出版, 東京, 64-69, 2004.
2) 山﨑要一, 他：歯ならびやかみ合わせの異常とその対応. 小児科診療, 74（7）：1083-1091, 2011.

第3章 咬合への対応

口腔習癖（指しゃぶりなど）への対応

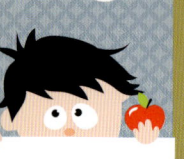

武元嘉彦 Yoshihiko TAKEMOTO
鹿児島大学大学院医歯学総合研究科　小児歯科学分野／歯科医師

　乳幼児の歯科健診において、口腔習癖に関連した質問を受ける機会が増しているようです。指しゃぶりが咬合異常の誘因となることは、お母さま方もご存知のことが多いと思います。子どもたちが成長するなかで、口腔習癖は心理的問題と絡んでいることもあり、慎重な対応が必要なことがあります。そこで、子どもたちの健康な成長に、口をとおして携わる医療者として、私たちは子どもや母親の不安を軽減できるように支援すべき立場にいます。

● 指しゃぶり

　指しゃぶりは哺乳をするための準備として胎内でも行われており、時期によっては生理的な行為です。栄養的な面のみならず、子どもの心と体が育まれるのに、哺乳を介しての母子の触れ合いは不可欠です。指しゃぶりは、哺乳の代償的行為といえるかもしれません。

● 指しゃぶりの影響

　幼児期前半になっても、頻繁に指しゃぶりをする、または強い力で吸っている子は、吸いダコ（図1）ができます。また、さまざまな咬合への影響が現れます（図2～4）[1]。指しゃぶりへの依存が強い子ほど咬合異常が現れますので、慎重な対応が求められます。

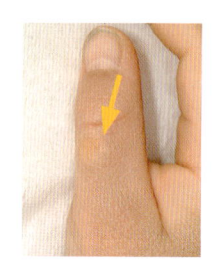

図❶　吸いダコ。3歳6ヵ月、女児。吸いダコの有無を確認することは、頻度や力の目安になるので重要である

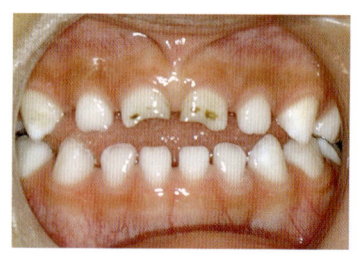

図❷　指しゃぶりによる前歯部開咬。3歳1ヵ月の女児で、日中も指しゃぶりをしている。上下顎の前歯部に空隙があり、舌突出癖を認める

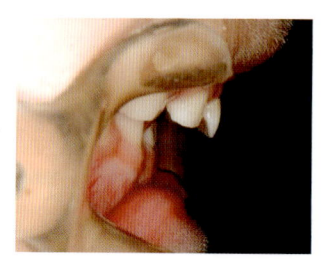

図❸　指しゃぶりによる上顎前突。4歳3ヵ月の男児で、寝るときに指しゃぶりがやめられない。大きな水平被蓋を認め、日中は吸唇癖、開口癖がある

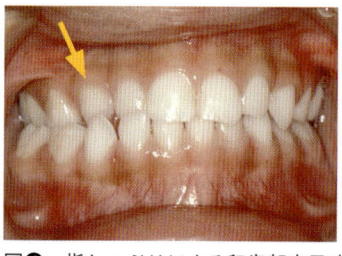

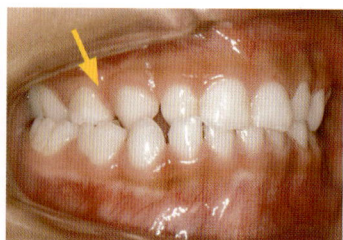

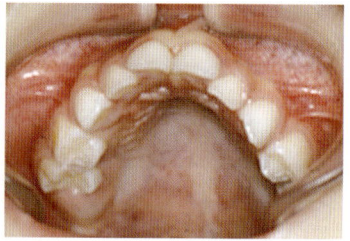

図❹　指しゃぶりによる臼歯部交叉咬合。図1の女児で、右側の臼歯部が逆被蓋となっている（矢印）。また、上顎歯列が狭窄しているのがわかる。特に、右側の乳歯の口蓋側への傾斜が強いことがわかり、交叉咬合の要因となっている

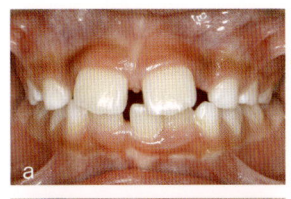

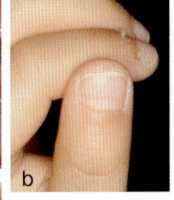

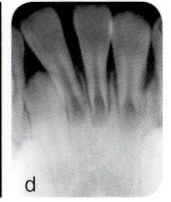

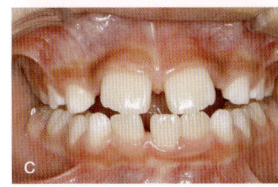

図❺ 指しゃぶりの長期的影響。幼児期の指しゃぶりのために1|1が唇側傾斜している（a）。また、二次的な舌突出癖、吸唇癖の他に爪咬み（b）や下顎を前方に出して歯ぎしりするため、切縁が重なっている（c）。このため、下顎切歯には継続的な力が作用して動揺が生じ、歯槽骨が下がっていることがわかる（d）

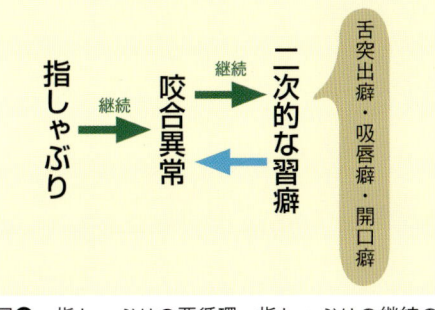

図❻ 指しゃぶりの悪循環。指しゃぶりの継続のために図1〜5のような咬合異常になると、舌突出癖、吸唇癖のような二次的習癖が発生してしまい、指しゃぶりをやめても、咬合異常が継続してしまう

更に、指しゃぶりは咬合への影響だけでなく、二次的な習癖の原因にもなります。舌突出癖、吸唇癖、開口癖などを生じやすい歯列咬合形態になってしまうのです（図2、3）。

幼児期の指しゃぶりに始まり、さまざまな習癖のある症例

初診時年齢：8歳3ヵ月
主訴：2|2の萌出遅延
現症：1|1の唇側傾斜、上下顎の切歯に咬耗、下顎切歯に動揺1〜2度、爪咬み痕のある手指、舌突出癖、吸唇癖（図5）。
特記事項：母親との医療面接から、4歳くらいまで日中の指しゃぶりをしていました。

●本症例から学んだこと

指しゃぶりの放置は、指しゃぶりが自然消失した後にも影響を及ぼすことがあります。本症例では、二次的な習癖が生じても心理的な面への介入がされなかったために、代償的な習癖（爪咬み、歯ぎしり）まで発生しました。そのために、継続的な力が下顎切歯へ作用し続けたので、歯槽骨縁が下がってしまいました。幼児期に、医療者が子どもや母親に適切な支援ができていたら、現在のような口腔環境を防ぐことができたのではないかと考えられます。

本症例から、習癖への対応の重要性を実感することができました。

指しゃぶりへの対応

子どもたちが、定期健診やう蝕治療のために歯科医院に訪れたときには、う蝕予防のための清掃指導だけでなく、口腔習癖にこちらから目を向けてお話をすることも重要です。

指しゃぶりへの対応は、小児歯科医、小児科医、臨床心理士などそれぞれの立場によって考え方に少しずつ違いがあるようです。更に、子どもたちが成長する過程でも対応法は変わります[2]。

つまり、成長していく心と体に応じた支援が必要であるため、習癖除去には時間やさまざまな困難が付随します。早期から子どもたちと触れ合うことが多い歯科衛生士は、子どもたちと母親の支援者としての役割は大きいと考えます。

習癖の悪循環（図6）に陥るのを予防することは、子どもや母親が歯科医院へ来院する動機づけにも繋がるので、日常の診療から口腔習癖に目を向けて、習癖に気づくことから始めてみてください。継続すると、口腔の観察だけで、「この子は習癖があるのでは？」と気づくようになり、母親と子どもたちへの支援をとおして、信頼関係の構築にも繋がるでしょう。

【参考文献】
1）山﨑要一，他：乳歯交叉咬合からの気づき，小児歯科臨床，16（10）：10-15，2011．
2）日本小児歯科学会ホームページ：「指しゃぶりについて」の考え方．http://www.jspd.or.jp/contents/main/proposal/index03_05.html#pro05

第3章 咬合への対応

咬合異常をもつ子どもたちへの配慮
──特に呼吸とのかかわりから

岩崎智憲 Tomonori IWASAKI
鹿児島大学大学院医歯学総合研究科　小児歯科学分野／歯科医師

歯科を受診される小児には、う蝕以外にも、咬合異常[1]を主訴に来院される方が多いと思います。これらのお子さんのなかにはいつも口が開いていることや、歯の着色を主訴にされる場合も多いのではないでしょうか。

このような場合、口呼吸が原因になっている可能性があります。口呼吸はう蝕や歯周病のリスクが高くなり、適切な対応が必要になる場合があります。また、就寝中に息が止まる睡眠時無呼吸症候群[2〜4]が疑われる場合もあります。

そこで、本項では症例を示しながら、咬合異常をもつ子どもたちへの配慮について、呼吸とのかかわりから解説します。

● 口の中を見る前に

口の中を見る前に、通常の状態（立位、座位）で口唇がどのようになっているかを、患児に気づかれないようさりげなく観察してみましょう。その際、上下口唇が離開しているようでしたら、口呼吸もしくは開口（鼻呼吸はしているが口は開いた状態）が考えられます。この場合、口唇は弛緩し、乾燥のため赤唇は白っぽくなっていることが多く認められます（図1）。

● 医療面接と鼻呼吸の確認

次に、保護者や患児に鼻の疾患（鼻炎、蓄膿）やいびきの有無について聞いてみます。また、口を閉じてもらって鼻呼吸が肩や胸が大きく動くことなく楽に行えるかを確認して、鼻閉の有無を判断します。

● 口呼吸による着色

口呼吸などにより歯面が乾燥すると、着色しやすくなります。着色する部位は、前歯部の切縁側に開いている口唇下縁に沿う形で認めることが多いようです（図2）。

● 口蓋扁桃肥大を伴った反対咬合児

口蓋扁桃が肥大すると、舌は口蓋扁桃を避けるように前方に位置する場合があります。その結果、下顎が前方に偏位したり、舌が下顎前歯を唇側に傾斜させて、反対咬合になる場合もあると考えられています（図3、4）。

● 下顎後退位による上顎前突児

図5、6は水平位にして診察する際に、何度も起き上がろうとした症例です。その原因として下顎後退咬合のため、仰臥位では舌根部で通気障害が起きやすくなり、息苦しくなって起き上がろうとしていたことがわかりました。

● 咽頭扁桃肥大（アデノイド）と口蓋扁桃肥大の両方を認める上顎前突症例

アデノイドや口蓋扁桃肥大があると鼻呼吸が難しくなり、口呼吸が生じて、アデノイド顔貌（横幅の狭い面長な顔）になるといわれてます。このような方は、下顎が後退した上顎前突になることが多いと考えられています（図7〜9）。

● 巨舌を認めるダウン症患者

ダウン症の特徴として、上顎骨の劣成長と同時

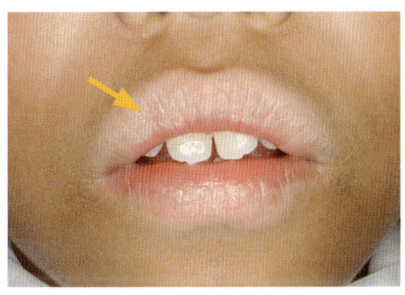

図❶ 9歳男児。歯の着色を主訴に来院。慢性のアレルギー性鼻炎による鼻閉のため、口呼吸を行っている。口唇は弛緩し、常時口が開いて乾燥した口唇は白くなっている（矢印）

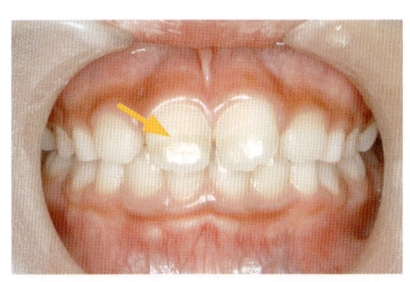

図❷ 図1の男児の口腔内写真。開口している上口唇下縁部分に相当する上顎切歯切縁側に着色がある（矢印）

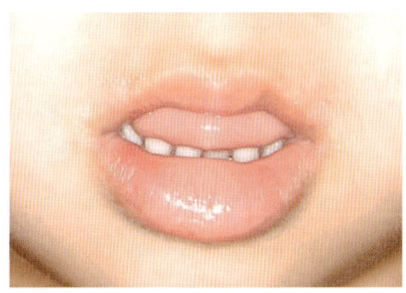

図❸ 4歳男児。受け口と舌がいつも出ていることを主訴に来院。安静時でも舌が出ており、下唇の反転も認める

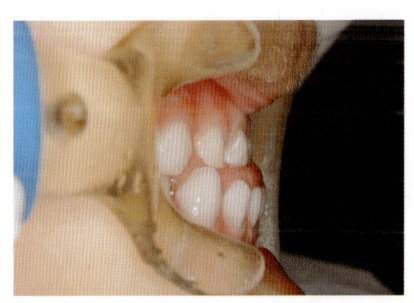

図❹ 図3の症例の側面。舌に押されて下顎前歯が唇側に傾斜していることがわかる

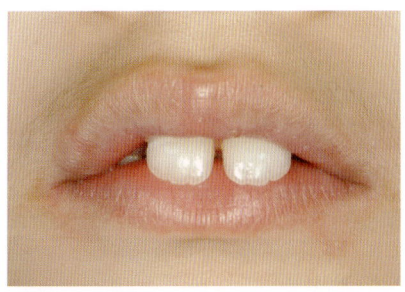

図❺ 8歳男児。上の前歯が出ていることを主訴に来院。安静時も下顎後退咬合のため下唇が上顎切歯の内側に入り込んでいる。また、上口唇は反転し、乾燥していることがわかる

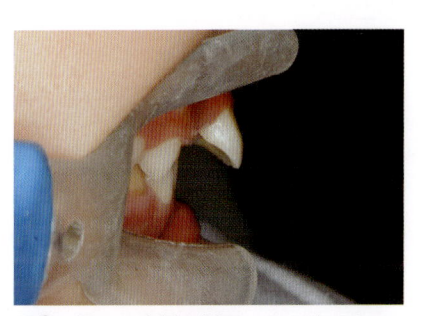

図❻ 図5の症例の側面。オーバージェットが大きく、この症例では下顎の後退が大きいことが認められた

4 咬合異常をもつ子どもたちへの配慮——特に呼吸とのかかわりから

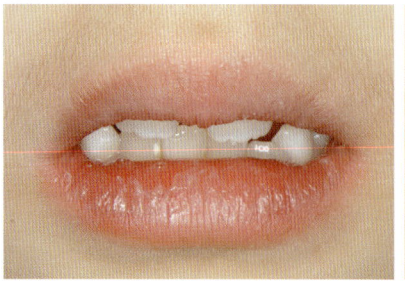

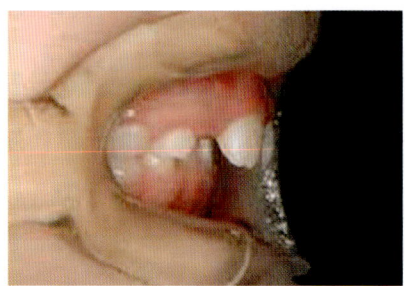

図❼ 8歳女児。前歯が出ていることを主訴に来院。上唇の乾燥と、下唇は上下切歯に挟まれ、赤く反転している

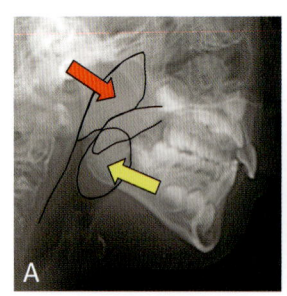

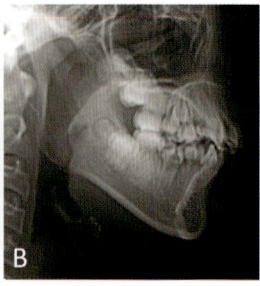

図❽ A：図7の症例のセファログラム、B：正常な気道の症例。Aではアデノイド（赤矢印）と口蓋扁桃肥大（黄矢印）を認める

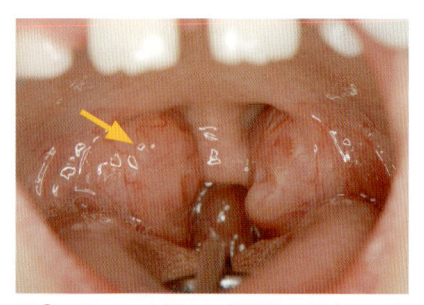

図❾ 図7の症例の口蓋扁桃の観察。肥大していることが確認できる（矢印）

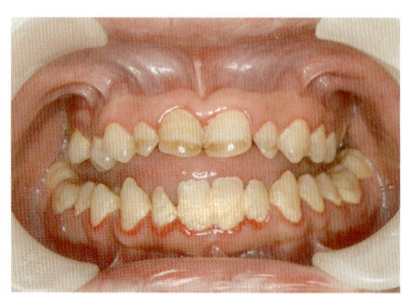

図❿ 35歳男性。口腔内管理を主訴に来院。いつも口唇は開いていて、舌が見えているという。口呼吸による歯冠の着色と歯肉の発赤を認める

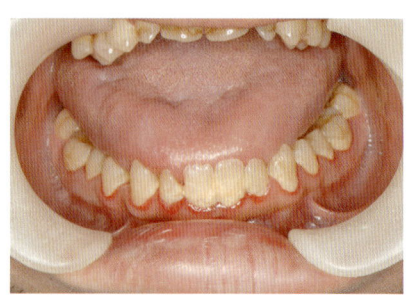

図⓫ 図9の症例。舌が歯列に収まりきれない様子がわかる。下唇の乾燥とプラークの付着、歯肉の発赤を認める

表❶　小児閉塞性睡眠時無呼吸症候群の症状と合併症

症状
・いびき ・倦怠感、頭痛 ・長時間の昼寝、夜間の体動、覚醒 ・就寝・起床時間の遅延、寝起きが悪い ・食べ物が飲み込みにくいため、食事時間が長い ・集中力の欠如、学力低下 ・落ち着きがない、多動、人格変化（攻撃的、内向的になる）などの異常行動
合併症
重症例では、睡眠時の胸腔陰圧増大による肺性心、胸郭変形（漏斗胸・鳩胸）、慢性的な低酸素に伴う精神発達遅滞、睡眠中に分泌される成長ホルモンの分泌障害に伴う低身長、抗利尿ホルモン分泌障害による夜尿もみられます

表❷　以下のうち2項目以上が該当すれば、小児閉塞性睡眠時無呼吸症候群が疑われる（日本外来小児科学会より引用、一部改変）

・凄いいびきをかき始めて2週間以上経つが、よくならない
・いびきをかいて、その後、呼吸が5秒以上停止する
・睡眠中、呼吸をするたびに胸がへこむ
・夜間、突然飛び上がって叫ぶ
・高度な肥満（成長障害により、やせて小柄な場合もあり）
・食べ物が飲み込みにくく、食事の時間が異常に長い
・朝、よく頭痛を訴える
・昼間、よく居眠りをする
・記憶力や集中力が低下して、よくイライラする
・学習障害がある
・いつも鼻が詰まっていて、口を開けている
・4歳以上で、1週間に2回以上夜尿がある

に、低位な巨舌を有する症例を多く認めます。これらの症例では、舌が歯列内に収まらず、常時開口し、反対咬合を呈し、口呼吸をしていることが多いようです。また、ダウン症の場合、口呼吸による歯肉の乾燥のため、歯周疾患のリスクがより高くなると考えられます（図10、11）。

おわりに

今回紹介したいずれの症例も、通常の歯科的問題の他に診察時に呼吸状態にも問題を認めたため、耳鼻咽喉科に紹介したところ、睡眠時無呼吸症候群との診断を受けています。

小児の睡眠時無呼吸症候群は、睡眠中に呼吸が止まる（呼吸運動は認める）、もしくは低呼吸が繰り返し起こることにより、低酸素血症や睡眠障害を来し、さまざまな疾患を合併して引き起こす症候群です。その発現頻度は2%といわれ、決して珍しい疾患ではありません。しかし、ほとんどの場合、歯科医療関係者はこのことを認識しておらず、患者が適切な管理を十分に受けているとはいえません。

アメリカ小児科学会の臨床診療ガイドラインによれば、「子どもの健康管理を行う立場にあるものは、いびきについて問診を怠ってはならない。いびきがなければ問題ないが、いびきがあれば詳しく検査（睡眠時の無呼吸、努力性呼吸、発汗、夜尿、チアノーゼ、日中の過剰な眠気、注意欠陥多動障害を含む問題行動や学習障害）しなければならない」とあります（表1、2）。

日常の臨床では今回提示したように、上気道通気障害が原因で生じた歯科的問題を抱えて来院される患児（者）に接する機会が多いと思われます。

そのため、われわれ歯科医療に従事する者も、このガイドラインに沿って、口腔をとおした健康管理を行わなければならないと考えます。

【参考文献】
1）山﨑要一，岩崎智憲，齊藤一誠：小児歯科学 第4版．医歯薬出版，東京，84-100，2011．
2）菊池 哲，宮崎総一郎：睡眠呼吸障害 診断・治療ガイドブック．医歯薬出版，東京，2011．
3）榊原博樹：睡眠時無呼吸症候群診療ハンドブック．医学書院，東京，2010．
4）塩見利明，菊池 哲：睡眠医歯学の臨床 睡眠時無呼吸症候群と口腔内装置．日本歯科評論，東京，2004．

COLUMN

Q お父さんが受け口です。最近子どもも顎を前に出します。どうすればよいですか？

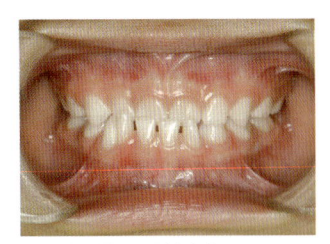

▲乳歯列期の反対咬合

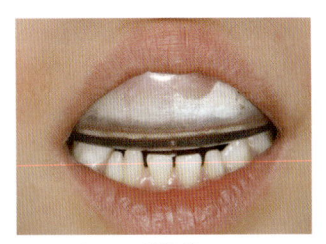

▲ムーシールド装着

A 歯並びは、遺伝的要因もあります。例えば、お父さんやお母さんが受け口ならば、お子さんもそうなる可能性が大きいですので、注意が必要です。小さいお子さんは、顎を前に出す癖もあるようです。

　最近、舌を上に挙げるのが下手なことが、受け口と関係あることがわかってきました。舌を上手に動かすトレーニングや写真にあるムーシールドなどを利用することもあります。

　乳歯が生え揃う3歳ぐらいまで様子をみて自然に治らないときには、小児歯科専門医に、一度相談してください。

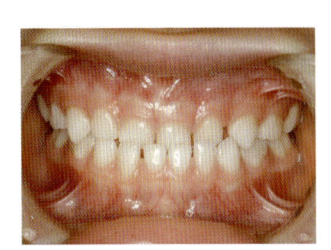

Q 咬み合わせが反対です。いつから歯医者にかかったらよいですか？

▲反対咬合（乳歯列期）

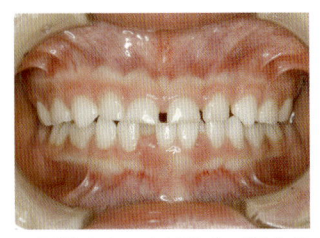

▲反対咬合の自然治癒（混合歯列期）

A 反対の咬み合わせは永久歯交換期に自然に治ることもありますが、遺伝的要因があると自然には治りにくいです。顎の大きさの問題なのか、歯の傾きが原因なのか、4～5歳ごろになると精密な検査ができ、治療することも可能です。それ以前でも、定期的に小児歯科専門医を受診し、診査してもらうことが大切です。

日本小児歯科学会HP　こどもたちの口と歯の質問箱より引用改変

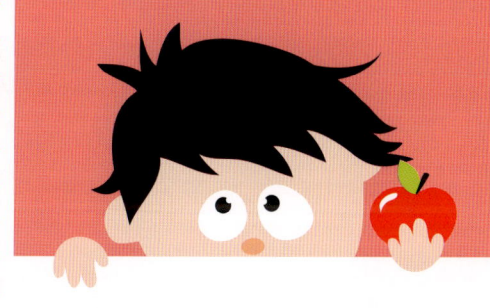

第4章

口腔機能の支援

第4章 口腔機能の支援

弘中祥司 Shoji HIRONAKA
昭和大学歯学部　スペシャルニーズ口腔医学講座口腔衛生学部門／歯科医

子どもの口腔機能の発達

● 食べる機能の発達の基本的な考え方

近年、健康な子どもを連れた保護者が「噛まない」、「口に溜める」、「偏食が多い」ことを主訴に相談に来るケースが少ないながら増えています。また、地域における保健センターでは、乳幼児歯科相談事業のなかで食べ方相談を行ったところ、非常に多くの相談者が訪れるなど、障がいの有無にかかわらず、乳幼児に対しても「食」に関する支援はこれまで以上に重要であることがわかってきました[1,2]。

健康な子どもの場合、食べる・飲み込む機能（摂食・嚥下機能）は、出生後からすぐに生育環境・食環境や口腔の感覚−運動体験（図1）をとおして、新たな機能を獲得しながら発達する運動機能です（図2）[3,4]。

そのため、摂食・嚥下機能の発達は、他の全身の発達と同様に感覚運動系の発達をなすといわれており、感覚刺激（主として触圧覚）に対して引き出される種々の運動・動作を食べる目的に合った動作（機能）に統合させることで営まれる随意運動といえます。

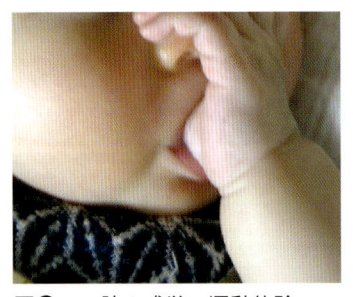

そして摂食・嚥下にかかわる機能の多くは、乳幼児期に獲得されます。この時期は、同時に口腔・咽頭部の形態の成長が著しい時期であり、形態的な成長変化とともに機能発達がなされていくところに特徴があります。

● 摂食・嚥下機能の発達段階

乳幼児における摂食機能の発達は、段階を踏んでステップアップする（図3）[3]ため、私たちが評価するうえで、更なる発達の指標が必要となります。そのようななかで、向井（表1）[5]は摂食機能を健常児の成長発達をもとに8つに分類して、子どもがどの時期にいるのかの指標にしました。以下にその特徴的な動きを概説します。

①経口摂取準備期（反射がメインの哺乳の時期）

出生後の乳児の主な口の動き（哺乳運動）は、原始反射（探索反射、吸啜反射、咬反射）によって営まれます。この時期では反射運動が中心となるため、乳汁摂取のための吸啜運動は、舌・口唇・頬などが一体として動き、口から乳汁以外の食物を摂り込むための準備の時期（経口摂取準備期）として捉えることができます。

図❶　口腔の感覚―運動体験

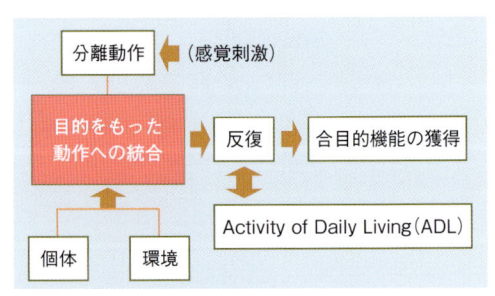

図❷　食べる機能の獲得

口腔内の形態的特徴は、吸啜による陰圧形成を容易にするため（乳首を支えるため）の口蓋の傍歯槽堤（副歯槽堤）、頬粘膜の脂肪床（ビシャの脂肪床）、顎間空隙などの特徴的な形態がみられます（**図4**）。これらの口腔の形態的特徴に加えて、喉頭は鼻腔に近い位置にあり、口蓋垂と喉頭蓋が非常に近接しているため、喉頭蓋の左右から立体的に交差し、直接食道に乳汁が流入するため、誤嚥しにくい形態となっています。

②嚥下機能獲得期

　原始反射の消失に伴って、口腔領域で最初に発達する摂食・嚥下にかかわる機能は、随意的な嚥下の動きです。口に摂り込まれた食物を食塊形成しながら、嚥下反射誘発部位の咽頭部近くまで移送し、舌の蠕動様運動の獲得と舌正中部の陥凹が主役となります。

　この舌運動の起点となる舌尖部と舌側縁が、口蓋前方部及び口蓋側壁に押し付けやすくするため、下唇が舌尖を誘導するように内側に入る動き（**図5**）が特徴的にみられます。

③捕食機能獲得期

　食物を上下口唇で口腔内へ摂り込む動きを「捕食」と呼びます。捕食の動きは、下口唇に食具（食器）が触れる刺激などにより開口する動きが誘発され、食具上の食物を上唇で触覚認知して、口唇で食物を口腔内に擦り取るようにして舌の先端部に摂り込む動作を指します。口を閉じながら、口腔の前方部の空間（前庭部）に食物を摂り込むこの一連の捕食の動きによって、摂り込んだ食物の

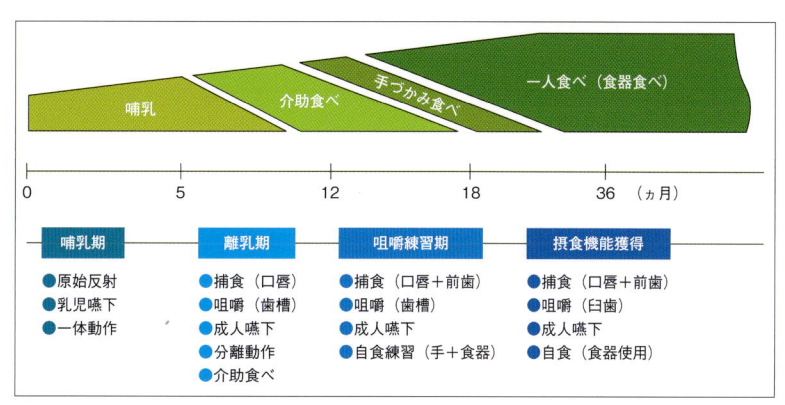

図❸　摂食機能の生後発達[3]

表❶　摂食・嚥下機能獲得段階の特徴的な動き

①経口摂取準備期	哺乳反射、指しゃぶり、玩具舐め、舌突出など
②嚥下機能獲得期	下唇の内転、舌尖の固定、食塊移送、舌の蠕動様運動など
③捕食機能獲得期	顎・口唇の随意的閉鎖、上唇での摂り込みなど
④押しつぶし機能獲得期	口角の水平の動き（左右対称）、扁平な赤唇など
⑤すりつぶし機能獲得期	頬と口唇の協調、口角の引き、顎の偏位など
⑥自食準備期	歯がため遊び、手づかみ遊びなど
⑦手づかみ食べ機能獲得期	頸部の回旋、手掌での押し込み、前歯咬断など
⑧食具食べ機能獲得期	頸部の回旋、食器の口角からの挿入、食器での押し込みなど

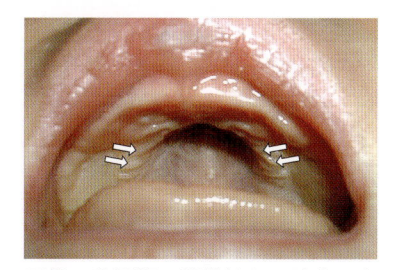

図❹　乳児期に特徴的な口腔内。左右対称に傍歯槽堤がみられる（⇨）

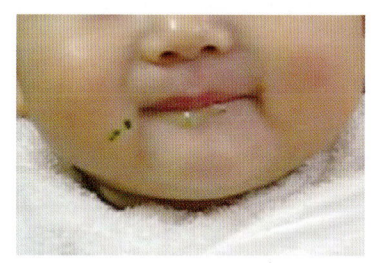

図❺　下唇の内転（内転して下唇が見えなくなっている）

物性が感知されて、捕食に続く動きの源となります。この捕食の動きは、随意的な開閉口運動を自分の「意志」と目的に合わせて動かすことができる最初の動きです（**図6**）[3]。このステップから自発的な「食」とのかかわりがスタートすることになります。すなわち、母乳・哺乳瓶ともに開口することによって得られる栄養摂取から、自発的に口唇を閉鎖することによって栄養摂取するという大きな変化が、この時期から獲得されます。

④押しつぶし機能獲得期

　捕食の動きによって舌と口蓋前方部で食物の物性（硬さや粘稠性）を感知する動きに伴って、硬

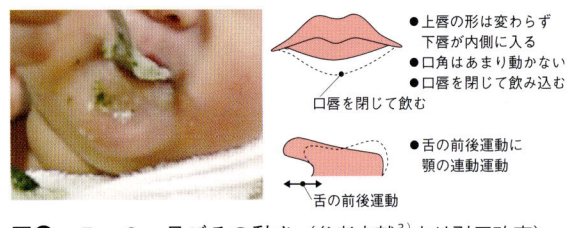

図❻ 5、6ヵ月ごろの動き（参考文献3)より引用改変）

- 上唇の形は変わらず下唇が内側に入る
- 口角はあまり動かない
- 口唇を閉じて飲み込む
- 口唇を閉じて飲む
- 舌の前後運動に顎の連動運動
- 舌の前後運動

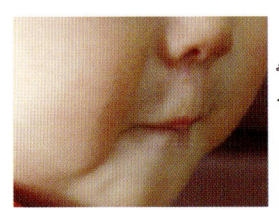

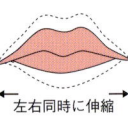

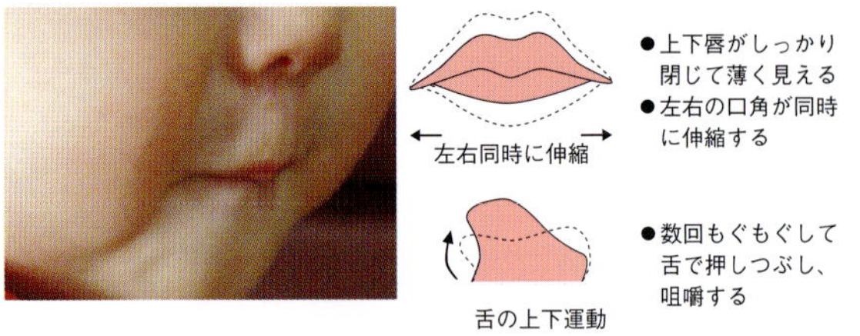

図❼ 7、8ヵ月ごろの動き（参考文献3)より引用改変）

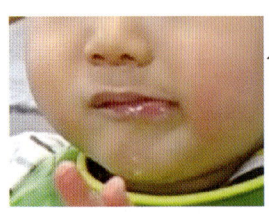

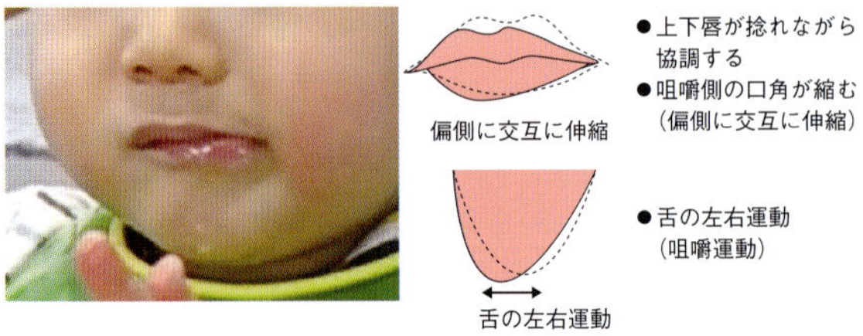

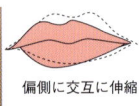

- 上下唇がしっかり閉じて薄く見える
- 左右の口角が同時に伸縮する
- 左右同時に伸縮
- 数回もぐもぐして舌で押しつぶし、咀嚼する
- 舌の上下運動

図❽ 9～11ヵ月ごろの動き（参考文献3)より引用改変）

- 上下唇が捻れながら協調する
- 咀嚼側の口角が縮む（偏側に交互に伸縮）
- 偏側に交互に伸縮
- 舌の左右運動（咀嚼運動）
- 舌の左右運動

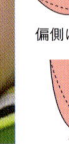

さに応じて舌の動きを中心にして異なる動きで対応できるようになります。軟らかい固形状の食物は、押しつぶして嚥下する様子がみられます（図7）。前歯が萌出している場合には、前歯で咬み取りながら、同様に舌前方部で口蓋前方部に押しつけて物性を感知します[3]。

舌で食物を押しつける口蓋の部位は口蓋皺璧と呼ばれ、押しつけられた食物が滑らないような皺があり、硬さなどの物性を感知しやすく、舌による押しつぶしを容易にする構造となっています。形のある食物（固形食）を口の動きで形を変えることができるという経験（つぶれる過程の感覚認知）は、摂食機能の発達からすると大きな変化であるといえます。

⑤すりつぶし機能獲得期

舌と口蓋で食物を押しつぶす動きは、同時にその動き（圧）でつぶせないものを分別することが可能となります。この感覚学習が硬い固形食に対処する動き（咀嚼）を引き出す第一歩となります。弾力性の強い食物や繊維に富んだ食物は、咀嚼しなければ粉砕されず、唾液と混ぜることもできません。効率よく咀嚼するためには、臼歯部相当歯肉（あるいは臼歯の咬合面上）から食物が落ちないように食物を側方（頬と舌）から支える動きが必要となります。こうして食物を臼歯部相当歯肉（臼歯の咬合面）に頬と舌で挟み込むようにして、下顎の側方臼磨運動（咀嚼）によって食物をつぶす動きが発達します（図8）[3]。この時期は奥歯（乳臼歯）の萌出の有無で口腔機能は大きく様変わりします。特に歯の萌出に個人差もあるため、歴齢だけで判断してしまうと、「丸飲み癖」、更には「窒息事故」を生じる危険性があるため、口腔内の視診、特に歯の萌出を視診する必要があります。

⑥自食準備期

自分で食べるためには、食物を口まで運ばなければなりませんが、口に運ぶだけではなく口の動きと協調させて手で摂り込む必要があり、体幹の安定とともに練習期間を要します。そこで、準備練習期間の最初には、汚れなくてこぼれない玩具などを用いて、坐位下で上肢と手指の動きと顔（顎部）の動きを協調させて口に持っていく遊びが、かなりの期間みられます（図9）。また、この時期は手指機能が未成熟なため、窒息等の事故も多いので、玩具の異食や窒息にも注意が必要です。

⑦手づかみ食べ機能獲得期

食物を摑んで口に運び、顎・口唇・舌などの動きと連動させて捕食がなされる動きが手づかみ食べです。健康な乳幼児では離乳後期ごろから1歳半近くまでみられ、スプーンなどの食具を用いる基礎となります。発達の初期のころには、食物を持つ手指に向かって頸部が回旋して捕食し、手づかみ食べが上手になるに従い、顔が横向きにならずに正面を向いたままで、手指で口裂の中央部に食物を運べるようになります（図10）[7]。

更に、手づかみ食べで獲得する機能に、前歯を

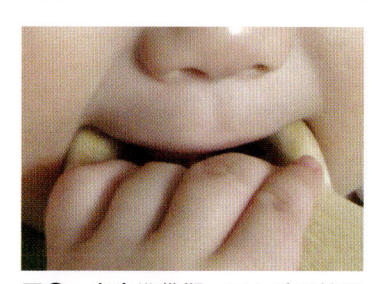

図❾ 自食準備期。口と手の協調運動を学習する

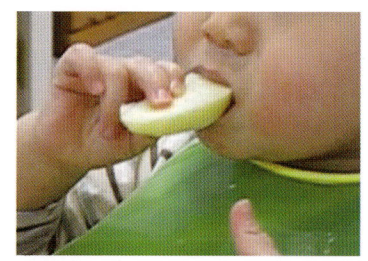

図❿ 手づかみ食べ。リンゴを入れすぎず、コントロールしている

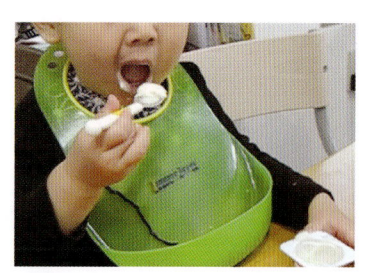

図⓫ スプーン食べ。過開口がみられる。利き手と反対も観察する

使った一口量の調整があります。手掌や指で口の中に入れ込んでいた動きから、前歯に食物を挟んだまま手指を引いて引きちぎるようになり、やがて手を動かさずに前歯の力だけで噛み切ることができるようになります。こうして一口量を自分の口の感覚で覚えていくと同時に、前歯で受ける歯根膜感覚から食物の硬さを歯で感知して、硬さに応じた噛む力を上手に引き出せるようになります。しかしながら、この時期は食欲や自食意志にムラがあるため、多くの保護者は待ちきれなかったり、汚されることを嫌ったりして、口に与えてしまう場合が多いです。手づかみ食べは、一口のコントロールのみならず、食物の温度・大きさ・重さ・固さなど手指をとおして直接伝達するので、食育の観点からは大変重要です。

⑧食具食べ機能獲得期

手づかみで食べることによる上肢（手指）と口の動きの協調運動発達を基礎として、食具（食器）を用いた機能発達がなされます。食具は道具の一種でありますから、食事の場面において道具の利用の開始となります。発達過程は、手づかみで食べる機能の発達過程と同様の手指と口との特徴的な動きの協調を踏みます。食具の使い始めは、頸部が回旋して、顔が手に持ったスプーンに向かっていくか、あるいは口角からスプーンが口に侵入してくるかのいずれかの動きですが、肘関節が次第に体幹から離れて前方への動きがみられるようになり、スプーンの先端が前方から口唇の中央に入れられるようになります[8,9]。この時期では、食具の正しい選択も重要であり、口や手の大きさにマッチした食具を用いないと、誤った食べ方を学習しかねないので注意が必要です（図11）。

以上、食べる機能を8つの段階で概説しました。子どもは個人差がとても大きいので、同年代の子どもができるからといって無理強いすると、かえって逆効果になることが多いです。経験上、ゆっくり進めるほうが効率がよいので、ゆっくり、確実に、楽しく進めることがポイントだと思います。

【参考文献】

1) 大岡貴史, 石川健太郎, 村田尚道, 内海明美, 弘中祥司, 他：乳幼児歯科相談事業における離乳期の食べ方に関する実態調査. 口腔衛生会誌, 57（4）：441, 2007.
2) 石川健太郎, 大岡貴史, 村田尚道, 内海明美, 弘中祥司, 他：口腔の機能発達支援を意識した乳幼児歯科相談事業の試み. 口腔衛生会誌, 57（4）：440, 2007.
3) 金子芳洋：食べる機能の障害―その考え方とリハビリテーション―. 医歯薬出版, 東京, 1987.
4) 金子芳洋：障害者の摂食のためのリハビリテーション. 日本歯科医師会雑誌, 43：143-148, 1990.
5) 向井美惠：摂食機能療法―診断と治療法―. 障歯誌, 16：145-155, 1995.
6) 尾本和彦：乳幼児の摂食機能発達　第1報；行動観察による口唇・舌・顎運動の経時変化. 小児保健研究, 51（1）：26-66, 1992.
7) 石井一実, 他：手づかみ食べにおける手と口の協調発達　その1；食物を手につかみ口に運ぶまでの過程. 障歯誌, 19：24-32, 1998.
8) 田村文誉, 他：スプーン食べにおける「手と口の協調運動」の発達　その1；捕食時の動作観察と評価方法の検討. 障歯誌, 19：265-273, 1998.
9) 西方浩一, 他：スプーン食べにおける「手と口の協調運動」の発達　その2；食物を口に運ぶまでの過程の動作観察と評価方法の検討. 障歯誌, 20：59-65, 1999.
10) 弘中祥司：小児歯科は成育医療へ. デンタルダイヤモンド, 36（6）：22-29, 2011.

【謝辞】
本項で使用した子どもの写真は、当教室の講師、内海明美先生に提供していただきました。この場を借りてお礼申し上げます。

第4章 口腔機能の支援

弘中祥司 Shoji HIRONAKA
昭和大学歯学部　スペシャルニーズ口腔医学講座口腔衛生学部門／歯科医師

原田幸子 Sachiko HARADA
千代田保健所／歯科衛生士

歯科衛生士が行う食育支援

● 食育の推進と歯科

　食育基本法が平成17年に制定されてから7年が過ぎ、現在ではさまざま場面で「食育」という言葉が使用され、国民に広く知られるところとなりました。更に、食育推進基本計画が制定されて6年が経過し、「子どもの孤食」、「生活習慣病患者の増加」、「高齢者の栄養不足」など新たな課題も指摘され、本年3月には「第2次食育推進基本計画」が策定されています。今後の食育の推進は、単なる周知にとどまらず、「共食」や「噛むことの大切さ」等を実践することが重要であると明記されています（表1、2）。

　国の施策が推進されるなか、歯科医療関係者にも、食育の根幹となる口の機能に関する専門家・支援者としての具体的な取り組みが強く求められているのは間違いないことです。

● 保護者が食について悩む時期

　これまで歯科衛生士が子どものお口にかかわることといえば、診療所では診療補助やTBI、PMTC、う蝕、歯列不正がメインでした。近年ではう蝕の著しい減少から、予防を中心に行っている診療所が多くみられるようになったのは、嬉しいかぎりです。

　では、小児はいくつになったら歯科診療所に来院するのでしょうか。お兄ちゃんやお姉ちゃんが健診に来ている場合は、かなり低年齢から来院することもあるかもしれませんが、多くの場合は1歳6ヵ月児健診を受診した後ではないでしょうか。

表❶　第2次食育推進基本計画の重点課題[2]

| ①生涯にわたるライフステージに応じた間断ない食育の推進 |
| ②生活習慣病の予防及び改善につながる食育の推進 |
| ③家庭における共食を通じた子どもへの食育の推進 |

表❷　食育の推進の目標に関する事項（(2)(6)(7)(9)は新規）[2]

(1)	食育に関心を持っている国民の割合の増加
(2)	朝食又は夕食を家族と一緒に食べる「共食」の回数の増加
(3)	朝食を欠食する国民の割合の減少
(4)	学校給食における地場産物を使用する割合の増加
(5)	栄養バランス等に配慮した食生活を送っている国民の割合の増加
(6)	内臓脂肪症候群（メタボリックシンドローム）の予防や改善のための適切な食事、運動等を継続的に実践している国民の割合の増加
(7)	よく噛んで味わって食べるなどの食べ方に関心のある国民の増加
(8)	食育推進に関するボランティアの数の増加
(9)	農林漁業体験を経験した国民の割合の増加
(10)	食品の安全性に関する基礎的な知識を持っている国民の割合の増加
(11)	推進計画を作成・実践している市町村の割合の増加

1歳6ヵ月といえば、離乳食は完了して、母乳や哺乳瓶もそろそろサヨナラしているころかと思います。

　保護者が困っている時期はいつなのか、図1を見てください。保護者が本当に困っているのは、当然ですが出産直後で、次のピークは離乳食の時期に相当します。ですから、1歳6ヵ月児健診の後に食育支援を行っても、本当に困っている時期は過ぎている可能性があります。また、その後の成長については図2に示すように、年齢によって私たちが支援する内容が異なります。

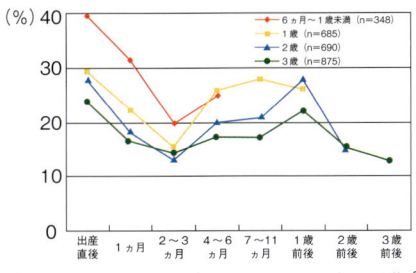

図❶　年齢別、授乳や食事について不安な時期[3]

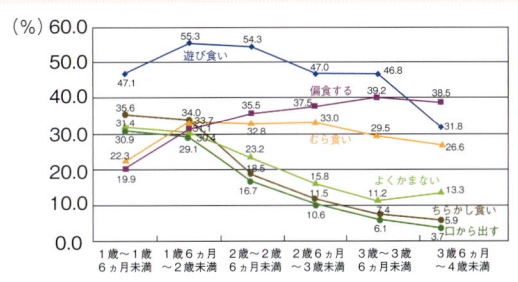

図❷　年齢別、子どもの食事で困っていること[3]

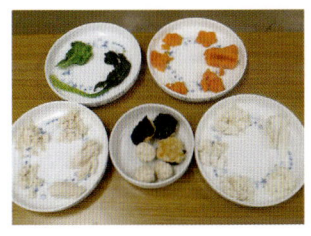

図❸　千代田区食べ方相談。栄養士と一緒に離乳食について勉強。保護者も集団で勉強する

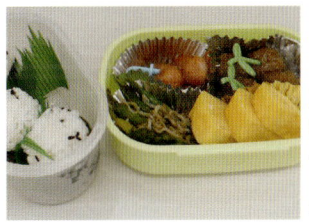

図❹　実際にお弁当を持ってきてもらうことも。手づかみとかじりとりできる食材のチェックも重要（バランスも）

　図2のグラフを乳歯列が完成する2歳6ヵ月～3歳未満で線を引いてみると、面白いことがわかります。それは、低年齢で多かった「よくかまない」、「ちらかし食い」、「口から出す」が、半分以下になっているのです。3歳代からは10%以下に減少しているものもあります。乳歯列が未完成のうちは、咀嚼効率が悪いことは容易に想像がつくと思います。保護者からの相談内容で、「家では食べない野菜を保育園では食べる」ということもよく耳にします。

　実は、離乳食の後には「幼児食」の時期があるのですが、意外に知られておらず、図1にある離乳食の不安の時期を、何とか乗り越えて、もしかするとホッとして大人と同じような食事にしてしまっているのかも知れません。実際に、図2では1歳前半では少なかった「偏食する」が3歳まで増えています。低年齢時に「噛めるわけがない」食材を与え続けたことで、「噛めない→要らない→食べない」になっているのかもしれません。噛むためには、「歯」というパーツが必要であり、食材とのマッチングが必要となってきます。

●「食」に関する子育てサポーターとして

　では、こうした食育に関することを誰が伝えるかというと、歯科医療関係者、とりわけ歯科衛生士に期待するところが大きいのです。

　現在、千代田保健所では、歯科大学の専門医や栄養士と連携して、食べ方相談事業を行っています（図3、4）。保健所や市町村保健センターは、3～4ヵ月健診から子どもとの付き合いがスタートします。授乳や離乳食の悩みは近隣の区でも問題となっていることも報告されています[4]。千代田保健所では、月1回の食べ方相談に多くの区民が訪れ、予約も一杯です。困っていることについて早期に解決できると、保護者も子どもも笑顔になります。食に関する相談を精査すると、保護者の焦りが問題を助長していることが多くみられます。今後は保健行政と地域の歯科診療所が連携して、歯科衛生士が「食」に関する子育てサポーターとして活躍できる日がすぐ近くに来ていると思います。

【参考文献】
1）内閣府：食育推進基本計画．http://www8.cao.go.jp/syokuiku/about/plan/index.html
2）内閣府：第2次食育推進基本計画．http://www8.cao.go.jp/syokuiku/about/plan/pdf/2kihonkeikaku.pdf
3）厚生労働省：授乳・離乳の支援ガイド．http://www.mhlw.go.jp/shingi/2007/03/dl/s0314-17.pdf
4）大岡貴史，坂田美恵子，野本富枝，村田尚道，内海明美，弘中祥司，小倉 草，向井美惠：乳幼児の食事や口腔内の状況に関する保護者の疑問や不安についての実態調査．口腔衛生学会雑誌，61（5）：551-562，2011．

第4章 口腔機能の支援

弘中祥司 Shoji HIRONAKA
昭和大学歯学部　スペシャルニーズ口腔医学講座口腔衛生学部門／歯科医師

なぜ噛まない？ 噛めない？ 適切な評価と食事指導

なぜ噛まなくなるのか

　摂食・嚥下機能の発達は、前項で解説しました。ただ、この食べる機能の発達には個人差が大きく、その学習プロセスにおいて、「よく噛まない」、「噛まずに飲んでしまう」という訴えは幼児期において比較的多い訴えの一つです。このような幼児期の食べ方を診る場合には、本当に「できない」機能的因子なのか、それともできるけど「しない」意欲の問題なのかを見分けて対応していく必要があります。

　では、なぜ噛まなくなるのでしょうか？　原因を2つに分けて考えてみたいと思います。

噛まなくなる2つの原因

①乳児期の動きが優位な場合

　乳児期には哺乳動作が優位なのはよく知られています。哺乳動作は乳首を口いっぱいに捕捉するため、先端部は舌の中央から後方に位置します（図1）[1]。しかしながら、健康成人がストローで飲む場合には、基本的には歯よりも前方の口唇に挟み、それほど奥までストローを入れません。実は、母乳や哺乳瓶が好きな子どもほど、この乳児型の学習を繰り返しているため、舌の前方から中央の動きが悪くなり、「吸うようにして飲む」、「丸飲みする」、「口腔の前方に食物が残る」などが食事中に発生してしまいます（図2）。

　このような乳児期の動きが原因だと判断された場合は、前歯で噛みとったり、口腔でもなるべく入口のほうを使う工夫をすると、舌の前方部が

しっかりと学習され、徐々に吸うような動きが減少します。また、このような子どもほど、遊びのなかで歯を使うことが少ないようです。これまでの成育歴で、どれくらい口腔を使った遊びを行ってきたか聴取することも、大きな判断材料になると思われます。

②噛む行動が少ない場合

　噛む動作は離乳の後半以降に獲得される機能で、乳歯の萌出から乳歯列完成までに、少しずつ変化しています。また、身体発育も、全身の機能の発達面でもバリエーションは豊富です。噛む動作は、口腔機能の総合的な運動ですから、噛めない原因というのは、低年齢の幼児にとっては歯の萌出や食形態（硬さ、大きさ）の不調和などによっても大きく影響を受けるので、メニューやその日の体調によっても大きく左右されます。また、思った以上に硬い・軟らかい食材が多くても、噛まなくなります。

噛むための食事の評価

　「よく噛まない」ことは、このように多要因が複雑に影響していると考えられますが、臼歯（あるいは歯肉）を使って行われる噛む動作は、単純に歯があればよいのではなく、頬や舌も利用するため、頬や舌の運動も評価する必要があります。このときに、ただ食事を評価するだけではなく、おもちゃの楽器や笛などを用いると効率よく評価することができます。また、歯根膜感覚を学習する点と、口の入口に一番近い点（口腔内での移動距離が長くなる）からも、「前歯咬断」（図3）をしっ

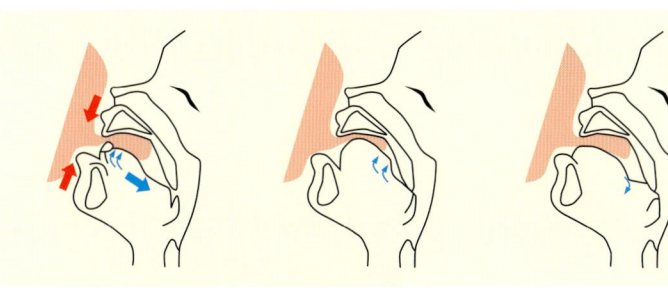

図❶ 吸啜(きゅうてつ)運動。前方は口唇と舌で乳首を固定する。舌尖も固定したまま舌が上下運動と前後運動の組み合わさった波状運動をし、乳汁を圧出・吸引する[1]

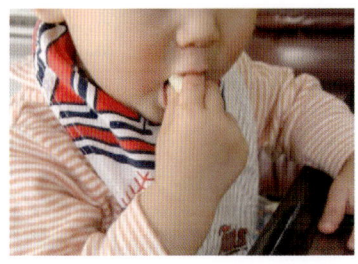

図❷ 食べ物を奥に入れている。手の動きが未成熟で、舌の得意な部位へ運んでしまう。哺乳で学習した、奥舌へ運びがちである

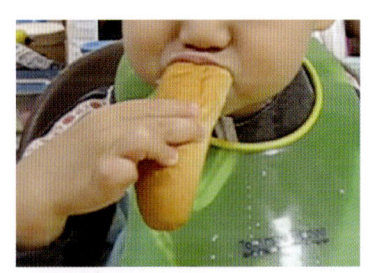

図❸ 前歯咬断。適切な一口量の確認と歯根膜感覚の学習に重要である。細長いパンの場合には、詰め込みやすいので注意する

かりと練習してもらい、適切な一口量を噛みとることからスタートし、保護者には、子どもに合った適切な食事の硬さを確認する必要があります。

ただ、あまり練習に固執してしまうと食事自体が楽しいものではなくなり、小食や偏食を引き起こしかねません。低年齢児の場合には、成人と比較して「硬い」、「軟らかい」の判断が未成熟です。炊き立てのご飯やよく煮込んだうどん等は「軟らかい」と判断されがちで、幼児期の後半でも飲み込んでしまうことは多くみられます。スナック菓子などでも丸飲みしていないか、確認が必要です。ただ、すべての食事で「噛め、噛め」と言うと、過重なストレスになりがちです。練習のタイミングに注意して、おやつから練習をスタートするとよいでしょう。

当教室では、簡単に食べられるヨーグルトやプリンで飲み込む機能を評価し、「赤ちゃんせんべい」や「えびせん」等で噛む動きを評価しています。実際に食事を行ってもらうことも大切ですが、診療室で食べるのは難しいようです。そのようなときには、あらかじめ食事の様子をビデオで録画して持参してもらうと、円滑に評価することができます。いつ、どこで、何が生じているかを評価し、適切な食事指導を行うことが重要です。

● まとめ

保護者は正しく教えてくれる場所を探しています。たかが食事と思う時代はとっくに過ぎていて、厚生労働省が「授乳・離乳の支援ガイド」[2]を策定するほど、激変する育児環境に積極的な支援の手を差しのべています。歯科の分野でも、保育や食育にかかわる人との連携をしっかり組むことが、未来の子どもたちへの大きなプレゼントになると思います。噛まない子どもへの取り組みは、行政のほうが多く窓口をもっていますが、皆様方の力で、「食べ方が気になるから歯医者に行こう」となる時代も、近くまで来ているかもしれません。

【参考文献】
1）大滝祥子：小児の摂食・嚥下リハビリテーション．医歯薬出版，26，2006．
2）厚生労働省：「授乳・離乳の支援ガイド」の策定について．http://www-bm.mhlw.go.jp/shingi/2007/03/s0314-1/.html

第4章 口腔機能の支援

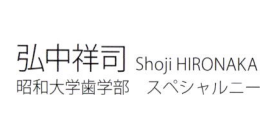

弘中祥司 Shoji HIRONAKA
昭和大学歯学部　スペシャルニーズ口腔医学講座口腔衛生学部門／歯科医師

武井良子 Ryoko TAKEI
同・口腔リハビリテーション医学部門／言語聴覚士

ことばの問題への支援

● 言語機能の発達

　口腔機能の発達には、摂食・嚥下機能以外に言語機能の発達が挙げられます。摂食機能はPre-speechの段階とも呼ばれ、食物を処理する口腔の協調運動から、言語機能の微細運動へと順次機能発達を行います。

　赤ちゃんは、大きく分けると「①母音と子音の知覚」と「②構音の確立」の2つを学習して言葉を話すようになります。では、いつから言葉を発するようになるのでしょうか？　厚生労働省では10年ごとに乳幼児の身体発育を調査していて（乳幼児身体発育調査）[1]、そこに言語機能の項目があります。「単語を言いますか？」という保護者への質問に対して出た結果が表1と図1です。平成12年と比べると、少しのんびりになったようです。

①母音と子音の知覚（表2）

　新生児はいろいろな母音や子音を聞き分ける能力をもっていますが、母語の音韻体系に必要のない音声対立を聞き分ける能力を捨て去り、母語の音韻体系に都合のよい音声知覚に再構成されると考えられています[2]。

②構音の確立時期

　母音は、1歳ごろには「アイウエオ」とも同じような周波数域に重なっています。3歳ごろになると周波数域の重なりも減り、だいたい「アイウエオ」の区別がつくようになります。

　子音は、乳幼児は保育者の顔をじっとみつめ、「口が動くこと」と「声が出ること」を結びつけ、

表❶　言語機能通過率

年月齢	単語を言う（%）
7～8ヵ月未満	2.2
8～9	6.5
9～10	9.0
10～11	21.3
11～12	40.9
1年0～1ヵ月未満	57.6
1～2	69.9
2～3	79.1
3～4	86.1
4～5	88.8
5～6	89.1
6～7	94.7

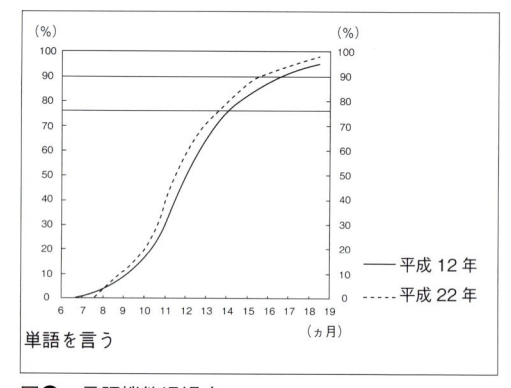

図❶　言語機能通過率

真似て構音するようになります。その点、外から見える構音運動である鼻音、破裂音などは早期に確立します。次に破擦音が続き、摩擦音・弾音は就学前後に構音確立するといわれています（表3）。

　構音の完成には個人差が非常に大きいです。このため、就学のころまでは様子をみてもよいと考えられています[3,4]。

　特に、ラ行の音は小学校入学前後で10%の子

表❷ 母音と子音の知覚

生後6ヵ月前後	母語に存在しない音韻対立の弁別能力の低下が起こる
生後10ヵ月前後	母語に存在しない子音の音韻対立の弁別能力の低下が起こる
生後1年くらい	音声知覚は母語の音韻構造の制約をある程度受けるようになる
4歳ごろまで	音素体系が徐々に完成されていく

表❸ 構音の確立時期

4歳前半	母音、カ、タ（ツを除く）、ナ、ハ、マ、ヤ、ワ、ガ、ダ、バ、パ、ジャ行
4歳後半	シ音、シャ行
5歳前半	サ行、ツ音
5歳後半	ラ、ザ行

表❹ 言語の正常発達（参考文献5)より引用改変）

年齢	言語の理解	言語の表出
0～1歳	・イナイイナイバーを喜ぶ ・「バイバイしなさい」や自分の名前がわかる	・あやすと声を出す ・喃語
1～2歳	・簡単な命令に従う ・120～270語の理解	・12ヵ月までに1～3語 ・18ヵ月までに15～20語 ・2歳までに200語 ・2歳近くで2語文
2～3歳	・2歳6ヵ月までに400語 ・3歳までに800語 ・位置関係がわかる ・2つの動作の指示に従う	・300～500語 ・3～4語文 ・発音・発語が盛ん ・言葉の流れがつかえたり、返語を繰り返したりする
3～4歳	・1,500語の理解 ・複文の理解 ・簡単な質問に答える	・600～1,000語 ・文構造は単文
4～5歳	・1,500～2,000語の理解 ・「いつ」、「なぜ」などの質問がわかる	・1,100～1,600語 ・4～6語文
5～6歳	・2,500～2,800語の理解 ・受身文・使役文の理解	・1,500～2,100語 ・完全な5～6語文 ・複文 ・流暢さに問題なし

どもが確立できていないといわれています。「ラ行音⇔ダ行音」の混同の原因は、聴覚弁別の未熟さによるものが大きいと考えられています。表4に言語の正常発達を示します[5]。

● ことばの問題への支援

ことばの発達は個人差が大きいといわれていますが、「ことばの問題」がみられる場合には大きく分けて2つの可能性が考えられます。一つは、ことばの話し始めは周囲の子どもに比べて遅かったのが、成長とともにだんだんと差が目立たなくなる場合です。もう一つは、「ことばの問題」の背後に疾患や障がいなどの何らかの原因がある場合です。後者の場合においては、専門家への受診が必要となります。しかしどちらの場合においても、子どもに対する大人のちょっとした配慮や働きかけがあること、子どもが安定したリズムで生活できることなどが、「ことばを育てる」ことに繋がります。

①「ことばを育てる」ための大人の働きかけ

子どもの「ことばの問題」を解決するために重要なことは、子どもにとって望ましい言語環境を周囲の大人が作ってあげることです。子どもがお話ししようとしているのに、「ちゃんと話さないとわからないわよ！」などと子どもの話を遮るような接し方をしている場合はそれを見直し、子どもが「たくさんお話ししたい」と感じられるように環境調整をします。

表❺　大人の基本姿勢「SOUL」

Silence（静かに見守ること）	子どもが場面に慣れ、自分から行動が始められるまで静かに見守る
Observation（よく観察すること）	何を考え、何をしているのかをよく観察する。コミュニケーション能力・情緒・社会性・認知・運動などについて能力や状態を観察する
Understanding（深く理解すること）	観察し、感じたことから、子どものコミュニケーションの問題について理解し、何が援助できるか考える
Listening（耳を傾けること）	子どものことばやそれ以外のサインに十分耳を傾ける

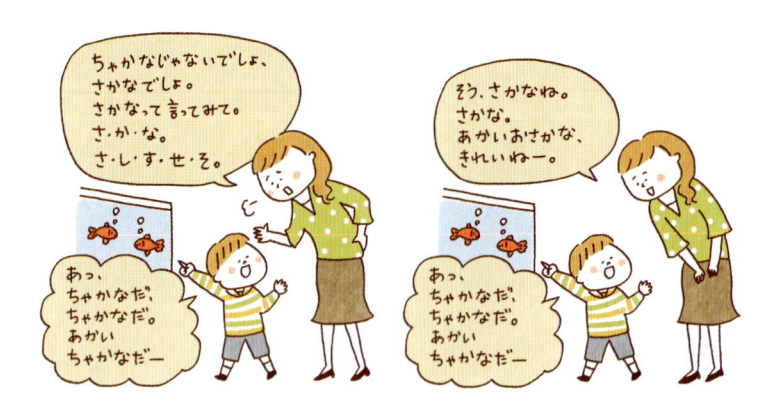

図❷　発音の誤りがある子どもへの話し方（参考文献7）より引用改変）

　では、大人が子どもにかかわるときには、具体的にどのようなことを心がけたらよいのでしょうか。言語指導プログラムのひとつであるINREAL（インリアル）では、大人の基本姿勢として「SOUL」という考え方が提示されています（表5）6)。子どものことばの発達を促すには、「ことばかけ」をすることが大切です。しかし、「ことばかけ」といっても「どんどん話しかけて言えることばを増やそう」、「ことばを教えよう」と焦ってもうまくいかないことがあります。子どもをじっくりと観察して、子どもの興味やペースにあった働きかけをする姿勢が重要です。

　また、ことばがはっきりしない子どもや発音を間違える子どもに対しては、言い直しをさせたりするのではなく、さりげなく正しい言い方で返してあげるようにします（図2）。発音の誤りを指摘され続けていると、子どもは自分の発音がおかしいと気づき、お話しをしたがらなくなることもあります。子どもが伝えたい気持ちをしっかり受け止めてあげることが重要です。

②コミュニケーションの土台となる、規則正しい生活

　ことばは、心や体など脳全体の発達とともに育っていきます。図3は、ことばが発達するために必要なことを表した「ことばのビル」8)です。ビルを建てるときには、最初に最上階を作ることはありません。まずはしっかりと土台を固めたうえで、1階、2階と上に重ねて建てていきます。ことばのビルでは、1、2階が「からだの脳（脳幹）」、3階が「こころの脳（大脳辺縁系）」、4階より上は「知力・ことばの脳（大脳皮質）」です。ことばの問題に対する支援では、まずは家庭での規則正しい生活リズム、栄養をしっかり摂ること、十分な運動で手や足を上手に使うことなどの基礎の部分を保護者と一緒に見直していきます。そうすることで、脳全体の発達が促され、ビルの最上階にある「ことばが言える」能力も育っていきます。

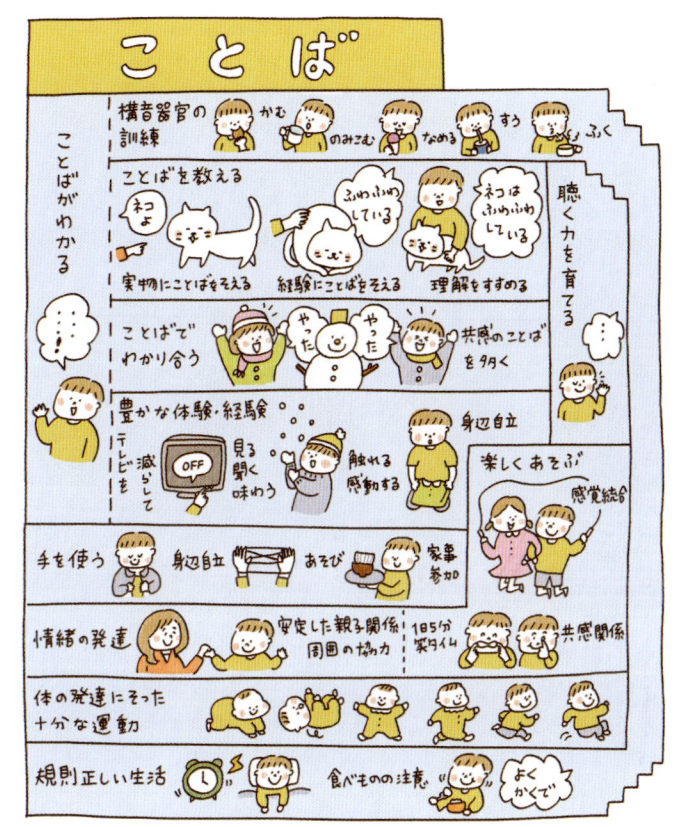

図❸　ことばのビル（参考文献[8]より引用改変）

③ことばの問題と歯科のかかわり

　ことばのビルの上のほうには、構音器官の訓練の階があります。これは、口腔機能を専門とする歯科の分野と特に繋がりがある部分です。口腔機能の発達はことば（特に発音）の発達に欠かせません。

　例えば、発音に必要な舌の動きは咀嚼運動によっても引き出されますので、さまざまな硬さや食感のものをよく噛んで食べることが、ことばの発達にもよい影響を与えるといえます。ソフトクリームをぺろぺろなめたり、口の周りに付いたものをなめて取るといったことも、舌先の動きの練習になります。また、ラッパや笛を吹く、熱いスープを吹いて冷ます、お誕生日ケーキのろうそくを吹き消すといった吹く動作も、口から息を出してお話しをするために欠かせない動作です。

　そして、うがいと歯磨き。これらは口の健康や衛生上の問題だけでなく、口の中の感覚を高めるためにも重要な行為です。子ども自身が磨くことはもちろん、仕上げ磨きも舌や唇を動かす立派な口の体操になります。子どものことばは、毎日繰り返される生活のなかで発達していきます。食事や歯磨き、遊びを通じて、口腔機能を高めていくことが重要です。

● おわりに

　本項では、ことばの問題があるすべてのお子さんへの支援について参考にしてもらいたいことを述べてきましたが、ことばの問題の背後に疾患や障がいなどがある場合には、専門家による支援が必要となることもあります。そのような場合には、医療機関や保健センターなどを通して、ことばの専門家である言語聴覚士に相談するよう、ご家族にお伝えしていただくことをお勧めします。

【参考文献】
1）厚生労働省：平成22年乳幼児身体発育調査．http://www.mhlw.go.jp/toukei/list/dl/73-22-01.pdf
2）大塚 登：構音発達と音声知覚．日本大学大学院総合社会情報研究科紀要，6：150-160，2005．
3）森 洋子，道廣成美，椎原弘章：構音障害の診断と対応．小児内科，42：414-416，2010．
4）中川信子：健診とことばの相談．ぶどう社，東京，1999．
5）福迫陽子：言語発達遅滞．言語，4：883-891，1975．
6）竹田契一，里見恵子：インリアル・アプローチ．日本文化科学社，東京，1994．
7）加藤正子：特別支援教育における構音障害のある子どもの理解と支援．学苑社，東京，2012．
8）中川信子：1・2・3歳ことばの遅い子．ぶどう社，東京，1999．

COLUMN

Q 歯はいつごろどのような順序で生えるのでしょうか？

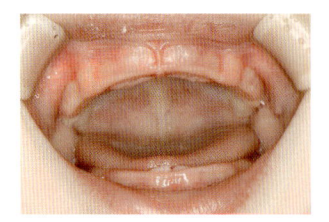

▲6ヵ月

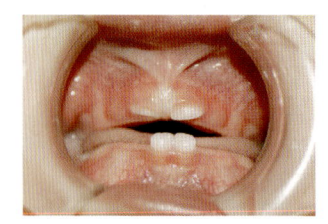

▲8ヵ月

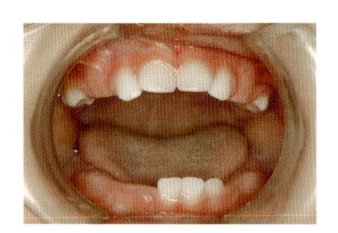

▲1歳

A 乳歯はまず下の真ん中の2本から、生後6〜9ヵ月ごろに生え始めます。離れたり少しねじれたりして出てくることもありますが、あまり心配は要りません。1歳3ヵ月ごろになっ てもまだ歯が生えてこないようなら、小児歯科専門医、またはかかりつけの歯科医院で相談しましょう。

続いて上の真ん中の2本が生えてくるのが一般的で、最後 に上の奥歯（第2乳臼歯）が2歳半ごろ生えてきますが、どのように生えてくるかは個人差もありますので、あまり気にしないでよいと思います。

Q どうして子どもの歯と大人の歯があるのですか？

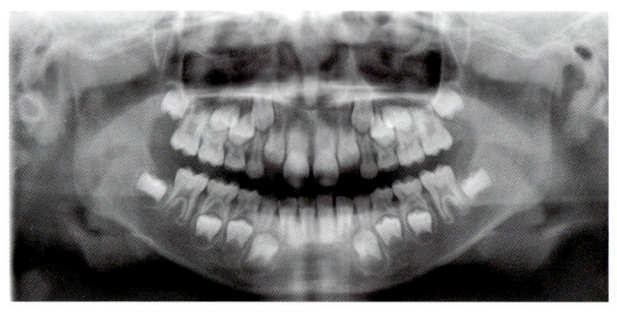

▲パノラマX線写真（混合歯列期）

A 顔と顎の大きさや成長に対応するために、歯の交換が行われ、子どもの歯と大人の歯が必 要になります。子どもの顔と顎は小さいので、小さい子どもの歯が必要であり、成長に伴って 顎は大きくなり、より大きな歯が必要となってきます。

しかし、一度形成された歯は大きくならないので、子どもの歯では不十分となり、生え換わったり、後方に追加で生えてくる大きな大人の歯が必要となってくるのです。

X線写真では顎の骨の中に、大人の歯の芽（丸い形）が作られているのが見えます。

日本小児歯科学会HP　こどもたちの口と歯の質問箱より引用改変

第5章

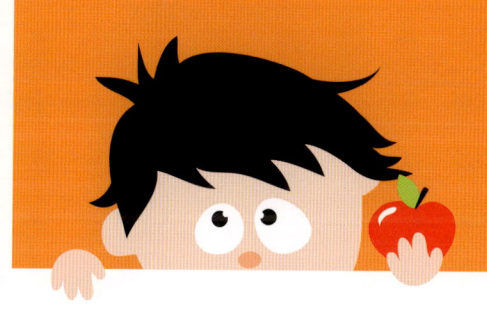

外傷への対応

第5章 外傷への対応

犬塚勝昭 Katsuaki INUZUKA
静岡県・いぬづか子供歯科クリニック／歯科医師

外傷時の注意点

● 外傷時の対応のポイント

　子どもの外傷の原因として、転倒、衝突、転落が多くみられます[1]。わずかな出血でも保護者は動転していますので、医療従事者は子どもや保護者を落ち着かせ、冷静に対応することが必要です。そのためにも、あらかじめ簡単な調査表（図1）を用意しておくとよいでしょう。特に学校内における事故や交通事故は、各種傷害保険の加入の有無などにより法的な補償問題も関係しますので、正確な記録を残しましょう。

　外傷による歯科への相談のなかには、医科受診を優先させるべき場合もありますので、最初に意識障害や嘔吐、頭痛などの所見の有無を確認してください。

　また、主治医のためらいから通報が遅れ、虐待を見逃すこともしばしばありますので、保護者の言動や子どもの態度、口腔以外の外傷の有無を注意深く観察し、疑わしい場合はためらわず通報する積極的な姿勢が重要です。

● 医院に連れてくるまでの注意点

　来院前に電話連絡が来ることもあります。出血がひどい場合は、慌てずに落ち着いて傷口を確認し、清潔なガーゼ等で抑えて止血を指示します。歯の一部が折れた場合は、折れた歯を持参させてください。歯を再利用できる確率は以前より高まっています。

　脱落した場合は、来院までの時間が重要であり、歯根膜が生きているかどうかにより予後が大きく変わります。できれば30分以内が望ましいです。歯の保存液に入れてもらうのが理想ですが、手元になければタッパーなど蓋の付いている容器に牛乳を入れ、脱落した歯を漬けて持ってくるようにお願いします。地面に落ちて汚れている場合は、牛乳で汚れを洗い落とすこと、歯の根の部分にはくれぐれも触らないこと、歯ブラシで歯根表面を磨かないことを伝えてください。

● 外傷の診査と術前準備

　診査は調査表に沿って、受傷状況、部位、損傷の程度を具体的に記載し、X線撮影の準備もしておきましょう。また、歯だけでなく、口腔粘膜や舌、歯肉、舌小帯の損傷、開口障害や開閉口運動時の偏位なども観察します。

　処置が必要な場合、低年齢の非協力児は危険回避のため身体を抑制することがあります。スタッ

図❶　子どもの口腔外傷調査表

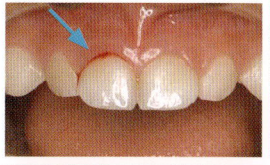

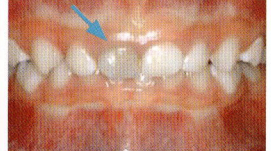

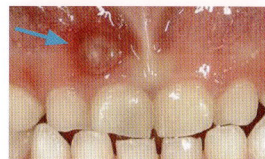

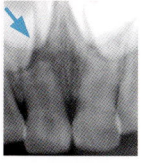

図❷ 外傷による歯頸部出血。その後変色、歯槽膿瘍を形成することもある

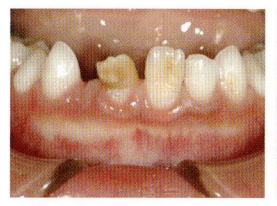

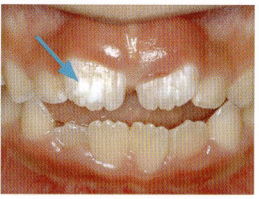

図❸ 乳歯外傷による永久歯のエナメル質形成不全（左）及び白斑（右）

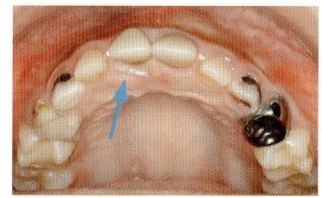

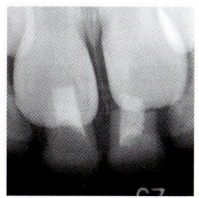

図❹ 失活歯はスムーズな歯根吸収を伴わず、異所萌出する場合がある

フが抑える場合やバスタオルで包む方法、抑制器具（レストレーナー）を使用する方法などがあります。保護者には車のシートベルトと同様に、安全のため使用することを了解してもらいます。抑制時は全身状態の把握のため、パルスオキシメータにより酸素飽和度と脈拍数を測定しましょう。また、短時間で処置できるように、事前に器材、材料の準備をしっかりしておきましょう。

保護者への説明

外傷に関しては処置内容の説明だけでなく、今後予測されることも説明しておきます。例えば、歯頸部からのわずかな出血でも、早ければ1～2週間で歯の色が褐色、紫色などの暗い色に変化してくることがあります（図2）。一般的に乳歯の変色は観察しますが、電気診断で生活歯かどうかの診断はしておくとよいでしょう。図2のように歯髄が感染し、歯肉が腫れて膿瘍を形成した場合、乳歯の歯根の吸収が少なければ感染根管治療を行います。

乳歯の外傷により永久歯の歯胚を損傷し、エナメル質形成不全や歯冠、歯根の形態異常を起こすことがあります（図3）。また、軽度な場合でも白斑などの石灰化不全（図3）[2]や永久歯の萌出異常がしばしばみられます（図4）。X線写真撮影によって乳歯根の吸収状態と永久歯の位置を確認し、抜歯時期を検討します。後継永久歯の萌出を確認するまでは定期的に観察を続けましょう。また、脱落した部位を乳歯だからといって放置しておくと、後継永久歯の萌出場所が不足して歯並びに影響が出ることも伝えておきましょう。

術後の注意事項の説明

適切な処置を行っても、受傷後数日間は損傷部位の清掃は痛みや不安で困難なことが多いでしょう。綿棒やガーゼ等で軽く拭くようにして、その他の部位は通常どおり歯ブラシを使用して磨きましょう。また、飴、するめのような硬めの食べ物、ガムのような粘着性のあるもの、柑橘類、炭酸飲料などの刺激の強い飲食は、1週間ぐらい避けましょう。

薬剤は消炎鎮痛剤、抗菌薬、洗口剤など感染予防と損傷部の治癒促進のため、損傷の程度に応じて投与しますが、年齢により服用が困難なこともあり、味や薬の形を考慮し選択します。そのときは、必ず薬物アレルギーと現在服用している薬の有無を確認しておくことが重要です。

【参考文献】
1）日本小児歯科学会：小児の歯の外傷の実態調査．小児歯誌，34：1-20，1996．
2）Andreasen. J. O et al: Textbook and Color Atlas of Traumatic Injuries to the Teeth. Fourth Ed, Blackwell Munksgaard, UK, 2007.

1 外傷時の注意点

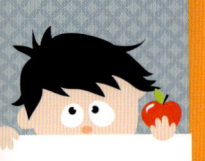

第5章 外傷への対応

日髙 聖 Kiyoshi HIDAKA
長崎大学大学院医歯薬学総合研究科　小児歯科学分野／歯科医師

外傷の種類と分類

　一口に外傷といっても、受傷の部位、患児の年齢、歯齢、受傷の状況などで病態はさまざまです。外傷歯に対する治療の成功には、他のすべての医療行為と同じく、診査に基づいた的確な診断が第一歩になります。従って、外傷歯処置のアシストを行う場合、ある程度外傷歯の状況を判断し、分類できるような知識が身についていると、具体的かつ効果的なアシストワークが可能となります。

● 歯と歯周組織の解剖

　外傷歯の診断と治療方針を理解するためには、図1に示すような、歯と歯周組織の解剖について、まずおさらいしておくことが必要です。加えて、小児の場合には成長や歯の交換に伴って、解剖学的な形態が変化することも考慮する必要があります。特に、最も受傷頻度が高い上顎前歯部については、時間軸（年齢・歯齢）を含めた4次元的な捉え方ができるとよいでしょう。

● 予後を左右するキーポイント

　このような歯周組織のなかで、外傷歯の予後を左右する重要なポイントは「**歯根膜（歯周靱帯）**」

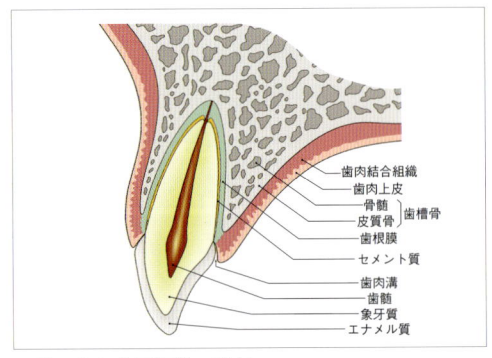

と「**歯髄**」の2つです。いかなる症例においても、できるかぎり歯根膜組織を傷つけないことと、歯髄の生死を確認して適切な根管治療を施すことが、予後を左右する鍵となります。

● 乳歯 vs 永久歯

1．受傷歯が乳歯の場合

　乳歯が植立している歯槽骨はまだ軟らかく、歯根膜線維の密度も低いので、外傷歯は脱臼（陥入を含む）する例が多くなります。外傷のときに受けた外力によって、歯ではなく**未成熟な歯周組織が損傷を受ける**という理屈です。患児の年齢が交換期に近い場合、つまり歯根吸収が進んでいる場合は、脱落することがより多くなります。
　一方、乳前歯で歯冠破折が起こる場合は、歯根吸収の前で歯根長が十分な低年齢児（3歳以下）であることがほとんどです。

2．受傷歯が永久歯の場合

　永久歯は歯槽骨も歯根膜も十分に成熟しているため、歯冠が破折する例が多くなります。歯根はしっかり歯槽骨に埋まっており、歯根膜線維でしっかりと歯槽骨に繋ぎ止められているので、**歯のほうがポキンと折れる**理屈です。

● 外傷の種類・分類

1．歯周組織の損傷（乳歯に多い外傷：図2）

① 振盪（しんとう）（図2a）
　病的動揺や変位（位置がずれること）を伴わない軽度な外傷で、症状は歯根膜組織の損傷による打診痛のみの場合を、振盪と呼びます。

図❶　歯と歯周組織の解剖

a：振盪、亜脱臼　　b：脱臼（挺出、転位）　　c：脱臼（陥入）　　d：脱落

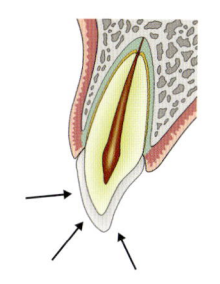

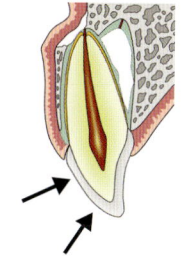

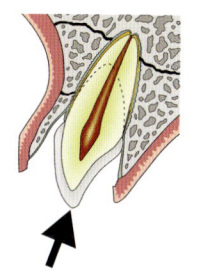

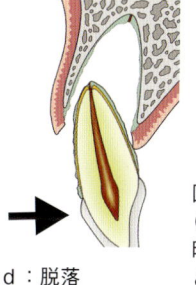

図❷　歯周組織の損傷（乳歯に多い外傷）。矢印は外力を受けた方向と大きさを示す

②亜脱臼（図2a）

　振盪と似ていますが、変位はなくても病的動揺がある場合、つまり歯根膜組織の損傷が振盪よりも大きい場合は、亜脱臼と呼ばれます。振盪や亜脱臼は、乳歯にも永久歯にも多く起こる外傷です。痛みによって食事摂取（前歯咬断など）に支障を来す場合は、積極的に暫間固定を行います。

● 予後観察が大切

　受傷時は軽度な振盪もしくは亜脱臼と診断されても、歯根にわずかな亀裂が生じていて、数ヵ月～数年後に亀裂から根尖側の歯根が吸収し、交換期よりも早く脱落してしまう例が乳前歯では多く存在します（この場合、厳密には後述の「歯根破折」に分類される外傷です）。従って、どんなに軽度な外傷症例であっても、年単位で予後観察を継続することが重要です（図3）。

③脱臼（図2b、c）

　外傷歯が変位している場合、歯はいわゆる「ソケット」から外れていることになるため、それを脱臼と呼びます。歯の陥入も分類上は脱臼に含まれます。この脱臼は、変位している方向によって、つまり、言い換えれば受傷時の外力がかかる方向の違いによって、以下のように分類されます。

- 挺出、転位（図2b）：歯軸に垂直な方向から力を受けた場合
- 陥入（図2c）：歯軸に平行な方向から力を受けた場合

　「挺出、転位」の場合は、なるべく歯根膜組織を傷つけないよう注意して整復し、固定します。場合によっては、治療をすることなく経過観察す

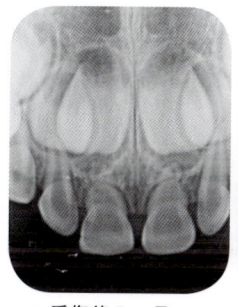

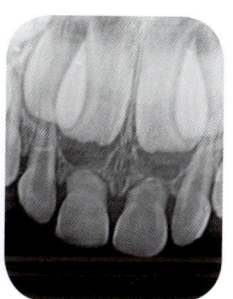

a：受傷後6ヵ月　　b：受傷後1年11ヵ月
図❸　外傷に伴う乳前歯の歯根吸収

る場合もあります。「陥入」の場合、乳歯あるいは幼若永久歯はその後の再萌出が見込めるので、歯根膜組織を傷つけないためにも、治療をすることなく経過観察します。

　いずれの脱臼においても、変位の影響で歯髄組織が根尖で損傷を受けているので、歯髄に対する適切な診断と処置が求められます。

④脱落（図2d）

　歯軸に対して垂直な方向から、多くの場合で前方から強い力がかかった場合、乳歯の多くは脱臼し、場合によっては完全に脱落します。

　「受傷からの時間が短時間である」、「歯の保存状態がよい（特に歯根膜組織）」などの条件を満たしている場合には、再植を行ったうえで固定します。固定期間は脱臼と比較してやや長く、4週間程度を目安とします。歯髄はほぼ間違いなく失活するので、歯髄処置は必須です。ごく稀に、治癒力が旺盛な乳歯や根尖が広く開いている幼若永久歯で、歯髄の血流が再開し、歯髄が失活しないことがありますが、非常に例外的です。

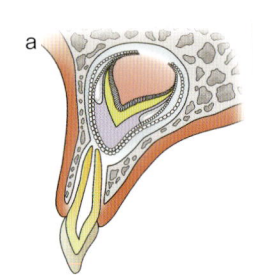

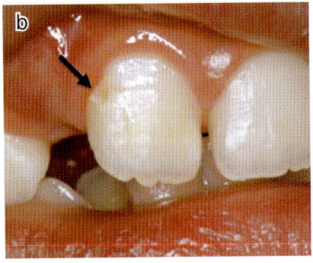

図❹　上顎前歯部の組織図（a）と、1歳5ヵ月時に A|
が陥入した症例（b）

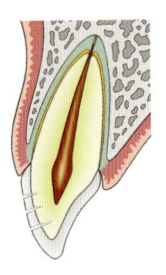

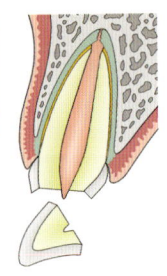

a：歯冠破折　　b：歯冠破折　　c：歯冠破折
（亀裂のみ）　　（露髄なし）　　（露髄あり）

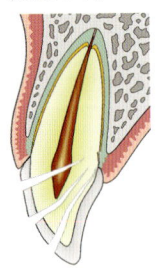

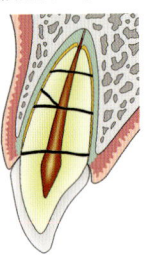

d：歯冠・歯根　e：歯根破折　　図❺a〜e　歯の損傷
　　破折　　　　　　　　　　　　（永久歯に多い外傷）

●症例

　ここで、低年齢の乳幼児が上顎前歯部を受傷して、乳中切歯が陥入した場合を想定してみましょう。陥入した乳中切歯は、再萌出を期待して無治療で経過観察しますが、陥入した先には永久中切歯の歯胚があります。永久中切歯の歯冠の石灰化が完了するのは、平均で概ね4〜5歳です。つまり、それよりも低年齢児の場合は、埋入した乳中切歯の根尖によって、まだ軟らかい永久中切歯の歯冠が変形してしまう可能性が考えられます。患児が交換期まで成長して実際に萌出するまで確かめることはできないので、保護者には前もって十分説明しておくことが大切です。（図4）

2．歯の損傷（永久歯に多い外傷：図5）

①歯冠破折

　破折の程度により以下の3つに分類されます。
- 亀裂のみ（図5a）
- 露髄なし（図5b）
- 露髄あり（図5c）

　亀裂のみの場合でも、エアー痛や冷水痛などの症状がある場合には、コーティングもしくは修復処置を行います。

　破折部位は歯冠修復処置の対象となりますが、露髄を伴う場合には、修復処置に先立って歯髄処置が必要になります。

②歯冠・歯根破折（図5d）

　歯冠・歯根の双方に及ぶ破折です。処置は下記の歯根破折に準じて可能なかぎり歯髄処置を試みます。歯冠は必要な歯冠修復を行います。

③歯根破折（図5e）

　最も予後が悪い症例です。永久歯の場合は可能なかぎり歯髄処置を試みます。

　乳歯の場合、歯根破折の位置が歯根長1/3より根尖側のときは無治療で経過観察します。歯根長1/3より歯冠側の歯根破折で、予後不良が予測される場合には抜歯の適応になります。抜歯の目的は、何よりも永久歯胚の保護です。

●注意点

- 歯冠破折と同時に口唇など軟組織の創傷があり、それが歯による創傷であった場合には、そこに歯の破折片が迷入している可能性があるため、注意が必要です。
- 露髄の有無にかかわらず、破折片を患児が持参した場合には、その破折片を用いた歯冠修復が可能な場合があります。

●外傷の種類と分類を表1にまとめます。

3．その他の口腔領域の外傷

①軟組織の創傷

　口唇、口腔粘膜、舌、小帯などの軟組織に裂創

表❶ 外傷の診断（分類）と処置内容のまとめ

診断（分類）		臨床所見		主な処置内容（年齢や程度に応じて異なる）
歯周組織の損傷	①振盪	動揺や変位はなく、打診痛のみ		経過観察
	②亜脱臼	動揺はあるが、変位はない		経過観察。摂食に支障を来す場合は暫間固定
	③脱臼	挺出、転位	変位がある。歯槽骨骨折を伴う場合もある	歯根膜組織を損傷しないことを最優先に、整復・固定が必要か、経過観察するかを判断する。適切な歯髄処置が必要
		陥入		再萌出を期待して経過観察
	④脱落	外傷歯が完全に脱落したもの		脱臼した歯の条件がよい場合には、再植・固定を試みる 歯髄はほぼ間違いなく壊死するので、歯髄処置は必須
歯の損傷	①歯冠破折	亀裂のみ		経過観察。症状がある場合はコーティング・歯冠修復
		露髄なし		歯冠修復
		露髄あり		歯髄に対する処置の後、歯冠修復
	②歯冠・歯根破折	歯冠・歯根の双方に及ぶ破折		可能なかぎり歯髄処置を試みる。必要な歯冠修復を行う
	③歯根破折	歯根部の破折		乳歯の場合で歯根長1/3より根尖側の場合は経過観察 1/3より歯冠側で、予後不良が予測される場合には抜歯の適応

があった場合は、縫合などの処置が必要かどうかを判断します。

②顎骨、顎関節の骨折

安静時・開口時の顎位に偏位がみられた場合は、下顎骨の骨折が疑われます。受傷部位のみならず、遠く離れたところ（例えば、オトガイ部を受傷した場合の関節頭など）を骨折している場合があり、これを介達骨折と呼びます。そのような場合を含めて、顎骨や顎関節に骨折があった場合には、顎間固定や観血的処置の検討のため、すみやかに大学病院口腔外科等の高次医療機関へと紹介することが望ましいです。

特殊な外傷例

①乳児の口腔内裂創

生後8ヵ月から1歳ほどの乳児は、手に摑んだものを口に入れて感じます。それがたまたま刃物のような鋭利なものであった場合には、口腔内の軟組織を損傷してしまいます。

手に取ったものを口に入れる行為は、乳児にとって口が最も精度のよい感覚器であるため、ごく自然な行動です。その行為を咎めるのではなく、乳児が口に入れると危険なものは、生活環境から排除する努力が周囲の大人には必要です。

②蛇口による $\overline{D|D}$ の完全脱臼

下向きの蛇口に、直接口を付けて飲水した場合、$\overline{D|D}$ が蛇口の内径にはまり込んで、そのまま完全脱臼してしまう外傷例（事故）が、小児歯科の臨床現場では数多く経験されています。製品による安全を担保するためには、メーカーに対してこのような事例を示して、改善を促す働きかけが必要です。

● 本当に事故による外傷か

2010年1月、子どもへの虐待を疑った歯科医師が複数回にわたって行政に通報していたにもかかわらず、7歳男児の尊い命が犠牲となった事件は記憶に新しいと思います。外傷歯の処置を行う場合、「その外傷は本当に事故によるものなのか」、「同じ部位を何度も受傷していないか」、「不自然な外傷ではないか」、「顔面・体幹・四肢にあざのようなものはないか」、「口腔内の衛生状態が極めて悪い状態ではないか」ということにも留意してください。そのような症例に遭遇した場合は、日本小児歯科学会が「子ども虐待防止対応ガイドライン」[4]を発行しているので、参照してください。

【参考文献】
1）月星光博：外傷歯の診断と治療（第2版）．クインテッセンス出版，東京，2009．
2）宮新美智世：小児の口腔外傷．日歯医師会誌，63（3）：33-43，2010．
3）日高 聖，藤原 卓：外傷歯の処置と予防について．デンタルダイヤモンド，35（11）：58-63，2010．
4）日本小児歯科学会HP：子ども虐待防止対応ガイドライン．http://www.jspd.or.jp/contents/common/pdf/download/boushi_guide.pdf

第5章 外傷への対応

品川光春 Mitsuharu SHINAGAWA
長崎県・しながわ小児歯科医院／歯科医師

外傷の処置とアシストのポイント

　外傷で来院する場合は、時間外や休日を問わず、診療側としては予定外の場合が多いため、急な受診・来院に対応できるような診療体制作りが大切です。特に、乳幼児は外傷により初めて歯科受診することも多く、歯科衛生士を中心としたアシストワークが、外傷に対する適切な処置を左右する重要な役割を担っています。本項では、緊急に来院した子どもの外傷の処置とアシストのポイントについて、症例を用いてまとめます。

● **可及的にラバーダム防湿法を応用した亜脱臼の症例**

　外傷の処置で多いのは、歯冠の破折の修復処置や歯髄まで達している場合の歯髄処置、更には亜脱臼や脱臼の固定です。いずれの場合でも、予後を確実なものにするためには防湿法が重要になります。特に、乳幼児では非協力な症例も多いため、使用可能であれば、ラバーダム防湿法が大変効果的です[1]。

　この症例は、1歳10ヵ月の女児で、A|A の亜脱臼の例です（図1）。まず、BA|ABCD のラバーダムを装着します（図2）。亜脱臼をしている歯にはフロスで結紮しない、もしくは緩くしておきます。固定法はさまざまありますが、当院では矯正用の角ワイヤーを屈曲して、光重合レジンで固

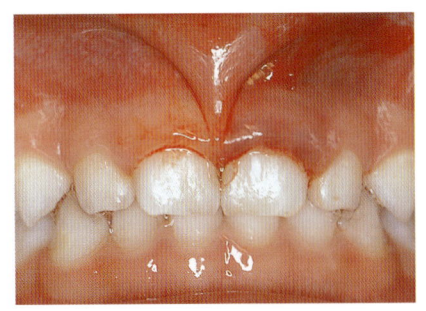

図❶　A|A の亜脱臼。1歳10ヵ月、女児

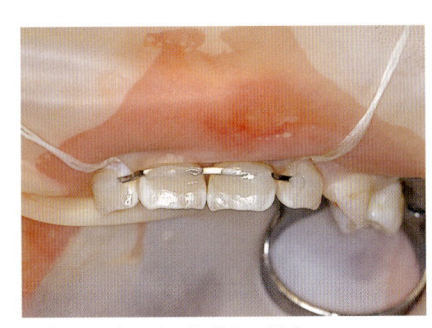

図❷　ラバーダム装着後に固定

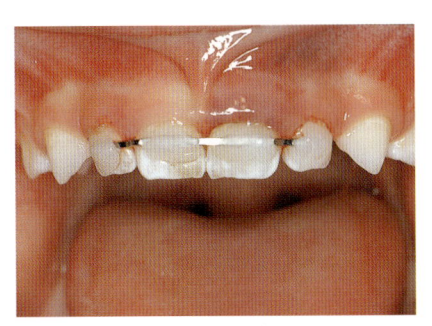

図❸　ラバーダム除去。固定完了

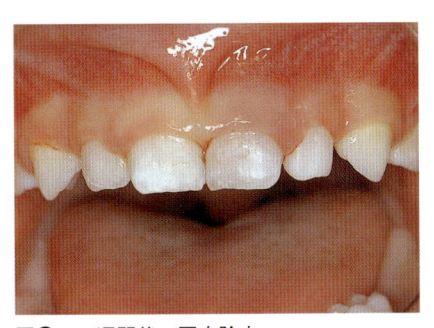

図❹　1週間後、固定除去

定しています（**図3**）。固定後ラバーダムを除去し、消毒して終了になります（**図4**）。

🔴 歯冠破折の症例

　この症例は1歳4ヵ月の女児で、打撲により|Aの歯冠の一部が破折して来院しました（**図5**）。|Aの光重合レジン修復（**図6**）を行い、その後、問題なく機能して（**図7**）、永久歯に交換後は良好に経過しています（**図8**）。

🔴 歯髄処置の症例

　この症例は8歳5ヵ月の男児で、|1が歯頸部近くで破折して来院しました（**図9**）。生活歯髄切断法処置後、光重合レジン修復を行いました（**図10**）。

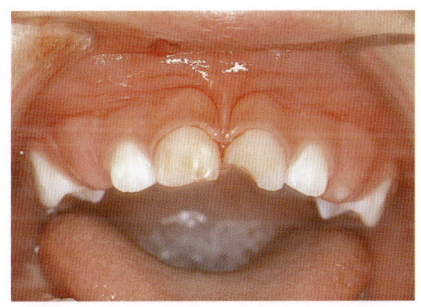

図❺　|Aの歯冠が破折。1歳4ヵ月、女児

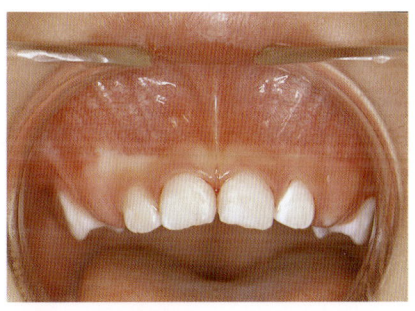

図❻　レジン修復後

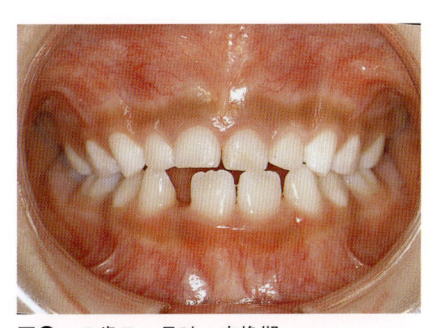

図❼　5歳7ヵ月時、交換期

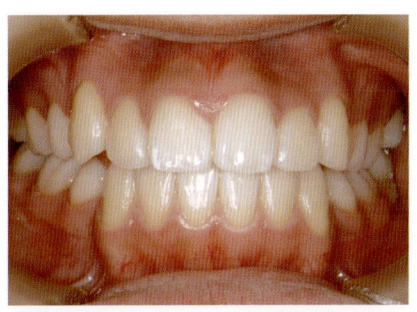

図❽　14歳5ヵ月時、永久歯列の完成

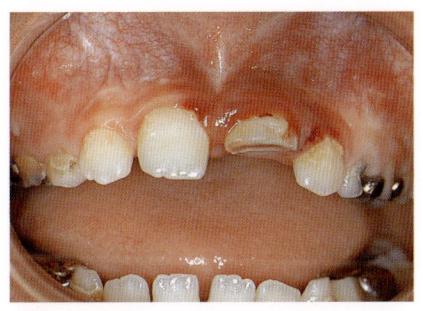

図❾　|1の破折。8歳5ヵ月、男児

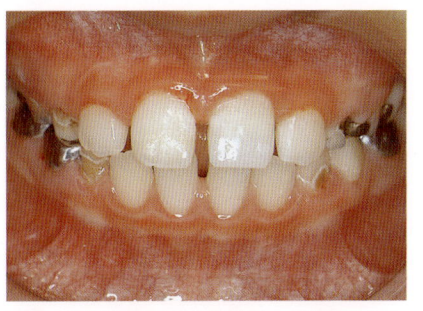

図❿　生活歯髄切断法処置後、光重合レジン修復

● 脱落固定の症例

　この症例は4歳1ヵ月の女児で、A|の脱落と|Aの脱臼で来院しました。「BCは1歳ごろに階段から転落したときに脱落したそうです（図11）。処置としては、A|の再植と|Aの整復固定を行いました（図12）。2週間後にA|の根尖部に膿瘍が形成されてきたので、根管治療を実施後、初診時より約1ヵ月後に固定を除去しました（図13）。その後、5歳10ヵ月のときに、1|が萌出してきたため抜歯しています（図14、15）。永久歯も順調に萌出し、9歳2ヵ月現在は良好です（図16）。

　永久歯の脱落の場合も同様の処置を行います。脱落後の経過時間にも関係してきますが、根管治療や抜歯等予後不良に経過する場合も多く、特に歯根未完成歯の詳細については参考文献をご参照ください[2,3]。

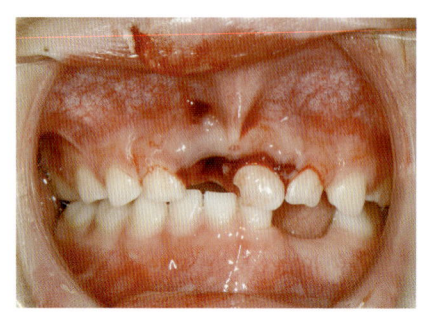

図⓫　A|の脱落、|A脱臼。4歳1ヵ月、女児

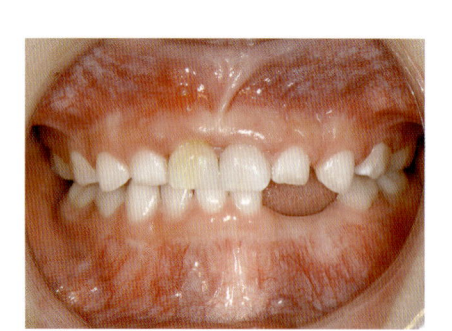

図⓬　再植・整復固定

図⓭　受傷後1ヵ月で固定除去

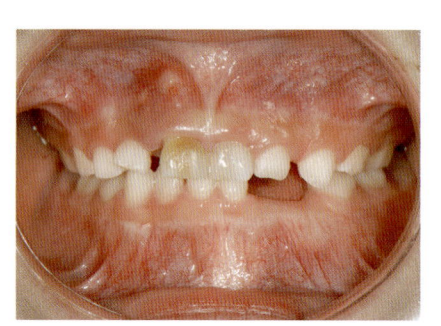

図⓮　1|が口蓋側から萌出してきた。5歳10ヵ月

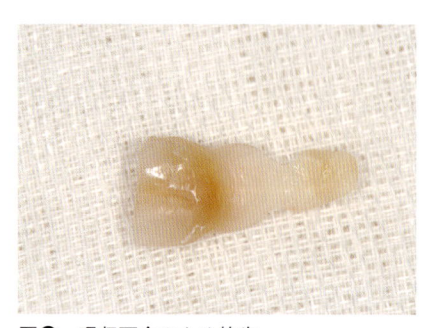

図⓯　吸収不全のため抜歯

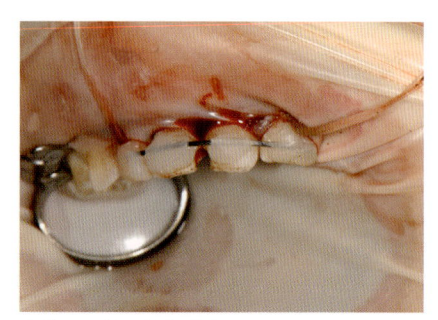

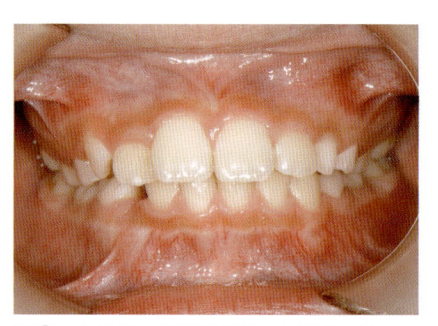

図⓰　永久歯へ正常に交換。9歳2ヵ月

軟組織外傷の症例

軟組織では口唇、頬粘膜、歯肉、舌の裂傷や咬傷が多くみられます。この症例は3歳11ヵ月の男児で、幼稚園で遊んでいるときに打撲し、下口唇がかなり深く切れていたため（図17）、5糸縫合しています（図18）。8日後に抜糸して、その後は良好に経過しています（図19）。

まとめ

以上、外傷の症例を紹介しましたが、アシストのポイントをまとめると、以下のようになります。

①術者が迅速かつ確実な処置を行えるように、器材の準備を的確に行い、修復・歯髄処置・整復・固定・縫合・抜歯という、症例により異なるさまざまな治療や処置が確実に行えるよう、適切なアシストをすることが、外傷の予後を左右します。

②外傷の程度にかかわらず、患児・保護者は動揺している場合が多く、患児が安心して治療を受けられるよう、治療前の適切な説明や言葉かけで、落ち着かせることが大切です。

③低年齢児や非協力児の場合、安全に治療できるように、子どもに配慮した「安全ネット」等を用いて、急な動きに対応できるように介助することも必要です。

④患児や保護者の話だけでは、受傷部位がはっきりしないこともあります。主訴の部位以外に異常がないか、確認することが必要です。

⑤術者とアシスタントがそれぞれ役割を分担して、お互いに協力して効率よく、短時間で治療や処置を行うことが重要です。

【参考文献】
1）井槌浩雄, 松本敏秀, 中田 稔：当院における外傷歯の処置（固定法）. 小児歯誌, 32：404, 1994.
2）宮新美智世：外傷を受けた幼若永久歯の処置と歯内療法, 小児歯誌, 47：700-709, 2009.
3）月星光博：歯根未完成歯の歯髄処置. 日本歯科医師会雑誌, 64：45-57, 2011.

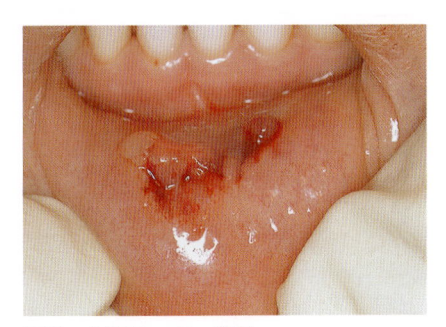

図⑰　3歳11ヵ月、男児

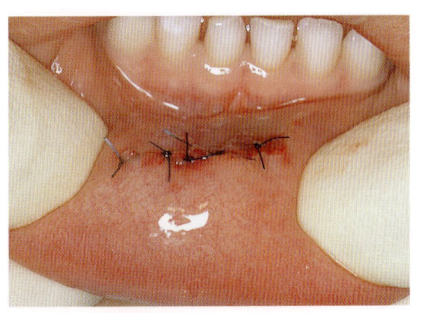

図⑱　下口唇縫合

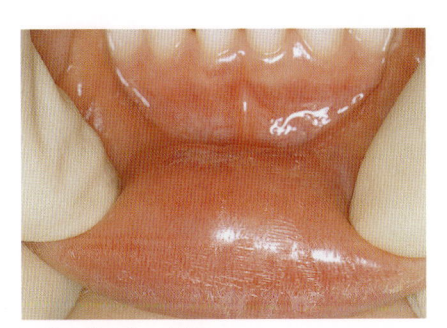

図⑲　抜糸後、良好

COLUMN

Q よく顔から転び、歯ぐきから血が出ることがあります。歯は大丈夫でしょうか？

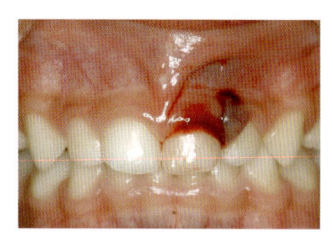

▲受傷直後

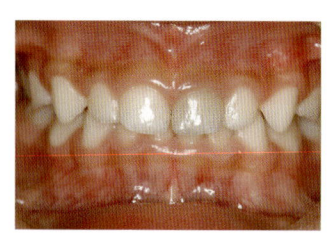

▲受傷後4ヵ月時

A 歯がぐらついたり、曲がった位置に移動してしまったときには、元の位置に戻して、しばらく固定する必要があります。そのような症状がなくても、歯の色が黒くなってきたときは、いわゆる歯の神経が死んでしまっていることが多いので、すぐに小児歯科専門医、またはかかりつけ歯科医院を受診してください。

Q 歯をぶつけて抜きました。大人の歯が心配です。何か気をつけることはありますか？

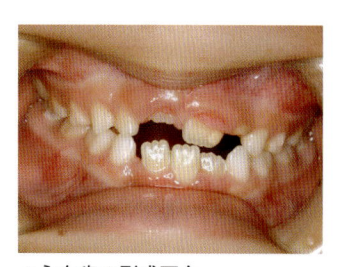

▲永久歯の形成不全

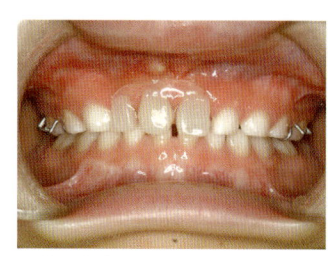

▲小児義歯

A 受傷した年齢や程度にもよりますが、永久歯の位置や歯に形成の悪い部分ができることもありますので、永久歯の生えるころまで定期的にかかりつけ歯科医院でみてもらってください。

また、失った部分を補う処置（乳歯義歯や保隙装置）もあります。

日本小児歯科学会HP　こどもたちの口と歯の質問箱より引用改変

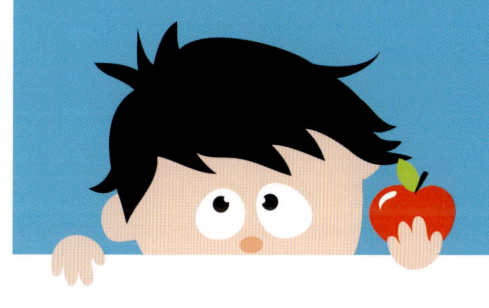

第6章

地域歯科保健への参加

第6章 地域歯科保健への参加

田中英一 Eiichi TANAKA
東京都・田中歯科クリニック／歯科医師

母子歯科保健に関する法律と取り組み
――母子健康手帳・1歳6ヵ月児健診・3歳児健診

地域保健に取り組もう！

　歯科衛生士の業務を定める歯科衛生士法のなかに、「歯科衛生士は、歯科衛生士の名称を用いて、歯科保健指導をなすことを業とすることができる」という一文があります。子どもの口の健康にかかわろうとするみなさんは、それぞれの職場で、「子どもの健康」を目指して工夫を凝らした歯科保健指導に取り組んでいると思います。診療室での歯磨き指導などの予防業務、そして食指導や生活指導などはその主たるものです。

　子どもという広い視点で考えると、診療室だけでなく、子どもが生活する場、つまり家庭や地域、学校あるいは保育所・幼稚園などにも、目を向けることが必要です。診療室での個別の指導ではなく、多くの子どもや親子といった集団での指導も、違った成果を生み出します。地域とかかわりをもつことで、地域の口の健康への関心が高まり、診療室での取り組みが更に効果を上げることもあります。

地域では！

　地域では、国や地域行政が定めた歯科保健事業が運営されています。母子健康手帳もその一つで、世界的にも評価されている手帳です。私たちも子どもにかかわる職種の一員であるという自覚をもって、診療室で積極的に活用したり、地域で母子健康手帳の歯科保健情報の利用方法を啓発することが必要です。

　1歳6ヵ月児健診や3歳児健診は、母子保健法で定められた健診です。学校での歯科健診や健康教育などは、学校保健法によるものです。こうした法的根拠に基づく健診事業とは別に、各地域の歯科医師会や行政では、その地域の特性（う蝕の状況や人口など）に合わせた健診（1歳児健診など）やフッ化物洗口などを実施しています。それぞれの地域の保健事業を把握し、診療室の業務と連携できるようにすることは、子どもたちのために大切なことです。

かかわることで！

　例えば、「食べたら歯磨きをしましょう！」と診療室で指導し、子どもたちが学校の給食の後、頑張って歯磨きをしようとしたところ、水飲み場が足りない、歯ブラシで怪我をするなどの理由から、歯ブラシを持ってこないように学校から言われたとします。

　そこで、学校歯科健診で給食後の歯磨きの大切さをアピールすることで、子どもたちの声、父兄の声が高まり、水飲み場が増えるかもしれません。こうした熱意が、学校での対応に変化をもたらすこともあります。子どもの口の健康に対する思いが実現できるように、地域に働きかけることも大切な業務です。

母子健康手帳

　妊娠届を提出すると配布される母子健康手帳は、母子保健法に基づいた事業です。日本の子どものほとんどが持っています。疾病の早期発見だけでなく、一貫した健康管理、健康づくりに役立つも

ので、母子の健康を守ることが目的です。妊娠中から出産、産後、そして乳幼児期、更には学童期に至るまで、健康上のさまざまな出来事や思いを記録できるようになっています。

歯科に直接関連する記載も少なくありません。妊婦の歯科健診記録欄、保護者の記録では6～7ヵ月ごろのページに「離乳食をはじめましたか」、9～10ヵ月ごろのページに「歯の生え方、形、色、歯肉などについて、気になることがありますか」とあります。このページには歯の模式図が示され、いつごろどの歯が生えたかを保護者が記録できるようになっています。1歳ごろのページには、「歯みがきの練習を始めていますか」とあり、1歳児健康診査のページには歯の健康診査結果を記載する欄があります。この歯の健康診査欄は、1歳に続いて、1歳6ヵ月、2歳、3歳と、毎年記録できるようになっています。

平成24年4月から改正された母子健康手帳には、1歳6ヵ月のころと3歳のころの保護者の記録に、「歯にフッ化物（フッ素）の塗布やフッ素入り歯磨きの使用をしていますか」という質問が新しく加わりました。このように直接関連する部分だけでも多くの情報があり、任意記載（後半）様式には「歯と口の健康」がまとめられています。母子健康手帳をうまく活用して、むし歯予防や食べる機能の発達支援、そして健康づくりへ結びつけていくことが大切です。

診療室で、「母子健康手帳はお持ちですか」、「成長の様子を記録しましょう」といった声かけから、保健指導へ繋げていくこともできます。歯科医療関係者も母子健康手帳を有効に活用することが求められています（図1）。

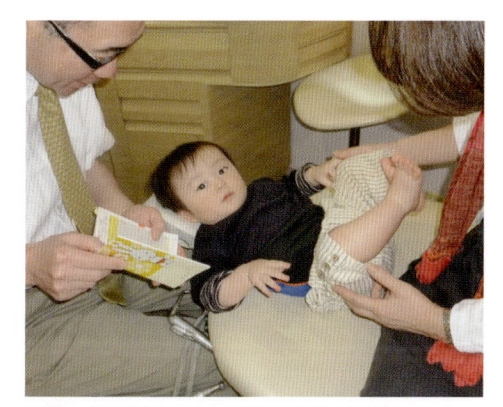

図❶　歯科医院でも母子健康手帳の活用を

1歳6ヵ月児健診と3歳児健診

この2つの乳幼児健診は母子保健法で定められたもので、歯や口だけでなく栄養状態や心身の発達状態などを含めた親と子の健康を守る総合的な健康診査です。かつては疾病の早期発見に重きがおかれたスクリーニングが目的でしたが、現在では子育て不安の軽減や子育て支援などに目的が変化しています。子どもへの虐待の予防や気づきなどの場としての役割も求められています。

歯科保健にかかわる者は、子どもの口の中だけでなく、口から見える身体や心、生活背景までを意識して、健康診査や指導に臨む姿勢が大切です。小児科医を中心とした多職種とかかわり、健診後の情報交換にも積極的に参加し、歯科専門職として発言することが、地域での連携を作ります。

地域住民との活動

地域の住民が中心になった健康づくり活動も、いろいろな形で行われています。地域のさまざまな職種が集まって企画した「からだに優しいスイーツづくり教室」もその一つです。食物アレルギーの子どもと母親に、おいしく安全に食べられるお菓子作りを体験してもらおうと開催されたものです。完成したスイーツを食べるところでは、「歯に優しい食べ方とは」という情報提供も行われました。歯科保健の専門知識をもった地域住民として、こうした活動に参加することも、歯科衛生士としての仕事の幅を広げることに繋がります。

※写真は許可を得て掲載しています

第6章 地域歯科保健への参加

白田千代子 Chiyoko HAKUTA
東京医科歯科大学大学院　医歯学総合研究科　地域・福祉口腔保健衛生学分野／歯科衛生士

地域における歯科保健事業・活動

地域での歯科保健事業・活動の仕組み

現在、少子高齢化の問題は行政の保健福祉事業の仕組みを大きく変えています。

行政がすべての国民に行っている事業は、法律に基づいて実施されています。しかし、その内容は全国すべて一律ではありません。より地域に適した保健行政が実施できることを願って、平成13年に地域保健法が施行されました。このことにより、歯科保健事業・活動は市町村業務のなかで行えるようになりました。そのため、市町村の歯科保健事業を担う担当者を取り巻く状況により、その内容に大変な違いが出ています。すなわち、全国一律の歯科保健事業や活動ではなくなっているということです。当然、歯科保健事業活動の内容は、各地域住民の要望が大いに影響を与えますし、その地域で働く歯科医療関係者の一声も、大きく影響します。地域による格差が生まれ得る状況ですので、そうした格差をなくすのも、歯科医療関係者の役割だと考えます。

また、ここ10年の間に行われた「官から民へ」の国の方針に基づき、歯科保健事業・活動の企画や予算立ては行政が行いますが、実際の執行については、民間の企業、歯科医師会、NPOなどが担っています。

歯科保健事業・活動における多職種連携

表1は、ある行政（市町村）で実施されている歯科保健事業・活動の内容です。母子保健のところでさえも、歯科衛生士の職種だけで行うのは不可能だと理解することができると思います。あらゆる職種と連携をとりながら、その地域で必用とされる事業や活動を展開していくことが要求されています。

例えば、「両親学級」のときにかかわる職種は、保健師・看護師・臨床心理士・助産師・栄養士・歯科衛生士・保母・事務、時には運動指導士などです。これらの職種と目標を一つにし、参加者に出産や子育ての情報を提供したり、ミルクの作り方や与え方、お風呂の入れ方など体験をとおした学びのコーナーを作り、楽しく参加し、すぐに役に立つようなプログラムを提供しています。

より地域を意識した企画として、「両親学級」の参加者の先輩家族などにも参加してもらい、地域での子育ての具体的な情報を直接交換する場を設け、地域での子育てを支援する仕組みを作っています（図1、2）。

地域の状況に合わせた情報を提供

行政が子育て中の両親にかかわるのは、乳幼児のときからです。食支援の視点で、卒乳の問題、離乳食、飲料水の与え方など、口腔を切り口に歯科衛生士としての保健活動が始まります。子育て中の親子にかかわりをもつ歯科衛生士は、個人的なかかわりだけでなく、子育てグループや育児グループとも連携し、いくつかのグループの交流会を促す働きをすることもあります。

そうした場で歯科衛生士は、「口腔機能の発達と食物」、「口腔機能と言葉の獲得」、「口腔機能を発達させるおもちゃの選び方、遊び方」など、子

表❶ 地域歯科保健事業・活動

妊産婦 乳幼児	母子保健	・両親学級 ・新生児訪問 ・乳児健診時の口腔保健指導 ・2歳・2歳6ヵ月歳児歯科経過観察 ・保育園、幼稚園での健康教育 ・健康探偵団 ・障がい児への歯科保健
児童生徒	学校保健	・チャレンジ教室 ・小中高健康教育 ・特別支援学校健康教育 ・食育推進講座
成人・勤労者	成人保健	・成人歯科相談 ・生活習慣病予防教室 ・出前健康教室 ・癌予防講座 ・小規模企業者健診事業 ・健康支援ボランティア育成 ・デイケア（精神障がい者） ・特殊疾患グループ支援教室 ・摂食嚥下相談
高齢者	老人保健	・在宅訪問歯科相談 ・口腔機能の向上教室 ・介護予防教室 ・認知症予防教室

生涯をとおした地域歯科保健事業・活動
多職種との連携

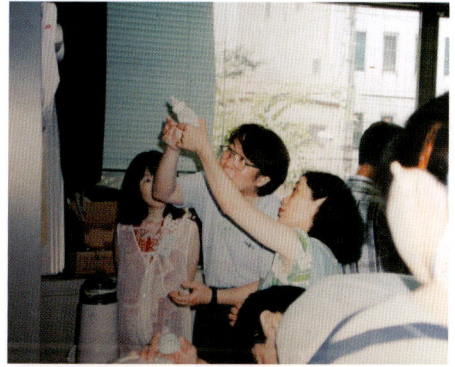

図❶ 両親学級。ミルクを飲む口の機能を教えている様子

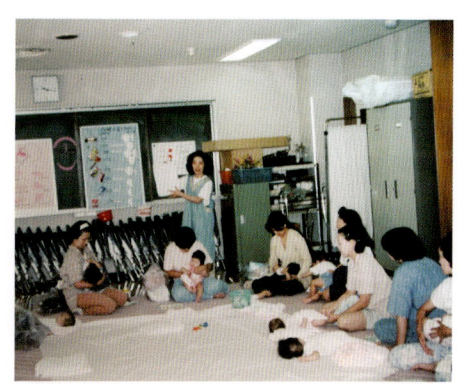

図❷ 乳児健診。体の発育と口腔の発達を教えている様子

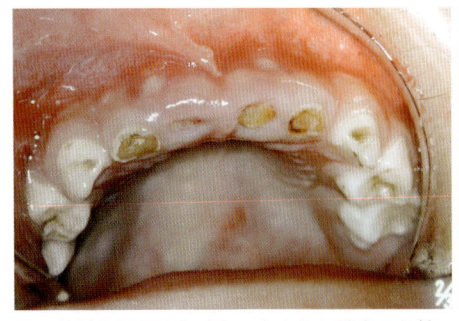

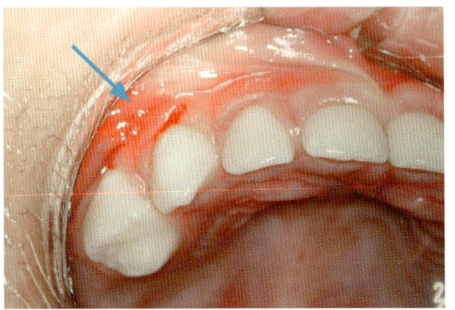

a：最近は見かけなくなったような重症のう蝕　　b：口腔内に外傷（矢印）
図❸　口腔から子どもへの虐待を疑う。母子健康手帳にも子育て支援が採り入れられている。大いに活用すべきである

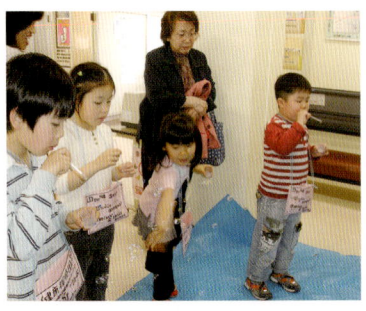

a：健康探偵団「口すぼめ呼吸くんれん」。シャボン玉ができるか実践している

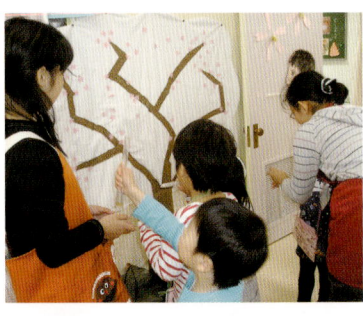

b：チャレンジ教室「頰、口唇の力をつける」。桜の花を筒に入れ、吹いて咲かせる

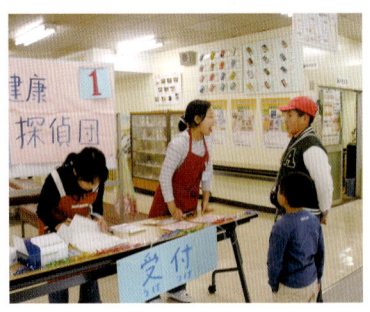

c：健康探偵団、受付の様子。前回来たときより改善しているか、自分でチェックできるようになっている

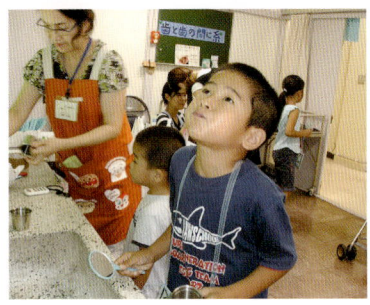

d：チャレンジ教室「口唇閉鎖機能を知る」。"クチャクチャうがい"と"ブクブクうがい"の目的と機能の違いを説明。30秒以上できるかチャレンジ

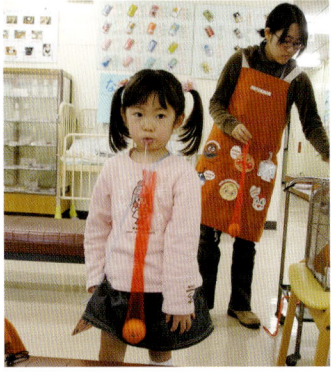

e：健康探偵団「口輪筋をきたえる」。30〜60秒（年齢により差をつける）、自分でできると思うだけみかんを袋に入れて口唇の力で保持する。食育の情報も併せて提供する

図❹a〜e　健康探偵団及びチャレンジ教室の様子。地域の学童がボランティアで、小児を対象とした健康教育に加わっている

どもの発育に合わせた健康教育・健康学習を企画・提供しているのです。

近年、都会では3歳児の重症う蝕はほとんど見られなくなったので、「むし歯がどうできるのか」、「むし歯を作らないために……」などのテーマでは興味を示してもらえません。「甘い物を食べるとむし歯ができる」、「歯は磨かないとむし歯ができる」などは、多くの親は既に知っています。

一方、「口腔機能を高めるとむし歯はできにくい」など、口腔機能と併せた話をすると、関心を引きやすいです。また、食育と絡めた健康教育も、歯科衛生士が栄養士や保健師と連携して展開しています。

● 子どもの問題発見に歯科関係者が貢献

地域で育児を支援するために、つまり、母親の育児への不満や要望を吸収するために、多くの市町村が新生児の個別家庭訪問（新生児全戸訪問）を行っていますが、狙いの一つに子どもへの虐待予防があります。こうした取り組みのなかで、歯科衛生士は歯科健診や歯科相談の場を通じて、子どもへの虐待予防に貢献することができます。

問題を抱えた母子は、保健師がかかわっている健診日には来所しないことがあるのですが、歯科衛生士のかかわる健診日には、気軽に来所する傾向があります。そのときに「虐待の問題」に気づくことは珍しくありません。歯科衛生士は、虐待を未然に防ぐことに貢献できるのです（図3）。

● 地域を包括的に捉えた歯科保健活動

幼児本人に、幼いときから歯科衛生士からのメッセージを伝えることは、とても大切なことです。保育園、幼稚園を訪問して、口腔について体験学習をしてもらいます。対象の幼児や小児への健康教育の内容は、その対象のニーズに対応した、楽しく、興味を引くような内容を企画し、提供します。また、地域の要望に応えて、あらゆる集まりに「出前健康教育・出前保健指導」も行います。依頼があれば、どこへでも出かけて歯科保健相談や健康教育を行います。

地域の幼児・小児に情報提供をするために、本人が自ら口腔の状況を把握できるような場（健康探偵団・チャレンジ教室など：図4）の設定をします。春休み、夏休みに小児が遊びながら、ワクワクしながら挑戦できる企画を行います。小児が3年以上継続して参加してもらえるような企画が必要です。小児の体の発達に寄り添う口腔保健情報を提供することが必要だからです。

また、「子どもの事業・活動」としてのみ企画・実施するのではなく、成人や高齢者の事業活動のなかに入れ込むことも、よりよい効果を生み出します。事例として、食事を上手に食べられない子どもをもつ親と、特養等で要介護者を支援する人との「摂食・えん下を学ぶ会」を開催し続け、「たべられる仲間づくり」に成果をあげることもできました。このように、健康で、元気な子どもが育つ環境づくりや街づくりに、そこに住む子どもとともに社会資源を活用し貢献することも、歯科衛生士の役割です。

このようなヘルスプロモーションを行うことで、地域住民の口腔の健康を推進することは、国が推奨する「ソーシャルキャピタル」（豊かな人間関係と市民活動の好循環）に繋がります。

※写真は許可を得て掲載しています

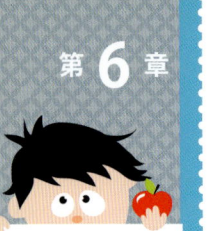

第6章 地域歯科保健への参加

学校における歯科保健活動

上野弘子 Hiroko UENO
東京都・中央区立泰明小学校／養護教諭

● 本校における歯科保健活動の特色

本校は、東京都の中央区銀座にある小学校です。明治11年に開校し、今年で開校134年を迎えました。蔦の絡まる校舎やフランス門などが、銀座の道行く人々の目を楽しませています（図1）。児童数は352名、各学年2学級、全12学級の学校です。

本校における歯科保健活動は、以下の3点において大きな特色があります。

①**歯科健康診断**
②**保健講話**
③**保健指導**

こうした歯と口の健康づくりをとおして、子どもたちの心と体を健やかに育てる取り組みを行っています。

● 3つのコーナーで受ける歯科健康診断

本校の歯科健康診断は、学校歯科医・歯科医・そして3～4名の歯科衛生士のみなさんに訪問してもらい、3つのコーナーに分かれて実施しています（図2）。

1つ目のコーナーでは、学校歯科医による健康診断を行います。児童は、普段使っている歯ブラシを持参します。健診の順番が来たら、自分の名前をはっきりと言い、「よろしくお願いします」と挨拶をします。そして、う歯の有無、歯垢や歯肉の状態、歯の磨き方などをみてもらいます。

2つ目のコーナーでは、歯科医により歯列・咬合・顎関節の状態について、重点的に診てもらいます。ここでも「よろしくお願いします」、「ありがとうございました」という挨拶をしっかりと行います。

3つ目のコーナーでは、歯科衛生士による個別指導を行います。普段使っている歯ブラシや歯の磨き方を個別にチェックし、指導してもらいます（図3）。

●「歯の健康カード」を使った健康診断

6年生は、「歯の健康カード」（図4）を持って歯科健康診断を受けます。児童は、健診の数日前に自分の口の中を自分で調べ、歯の健康カードに記入して持ってきます。これは、児童自身が気づき、考え、健康診断を自分のこととして捉えることができるようにするのが狙いです。

【歯の健康カードに書かれていたこと（一部）】
- 歯肉が腫れて段差があるのが気になります。
- 下の歯に黒っぽいところがあります。歯肉から出血があります。食べ物がはさまりやすいです。
- 時々、歯がしみるところがあります。
- 口内炎ができやすい。
- 歯の色が黄色っぽいのが気になります。

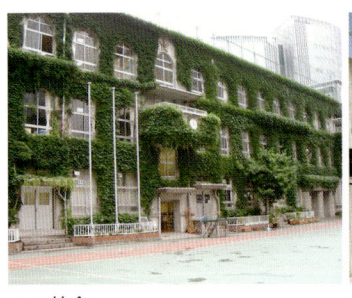

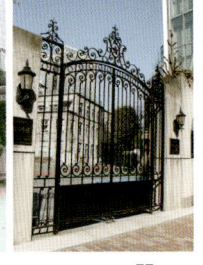

a：校舎　　　b：フランス門
図❶　中央区立泰明小学校

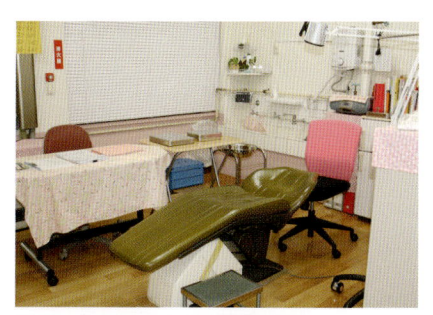

図❷　歯科健康診断時の保健室

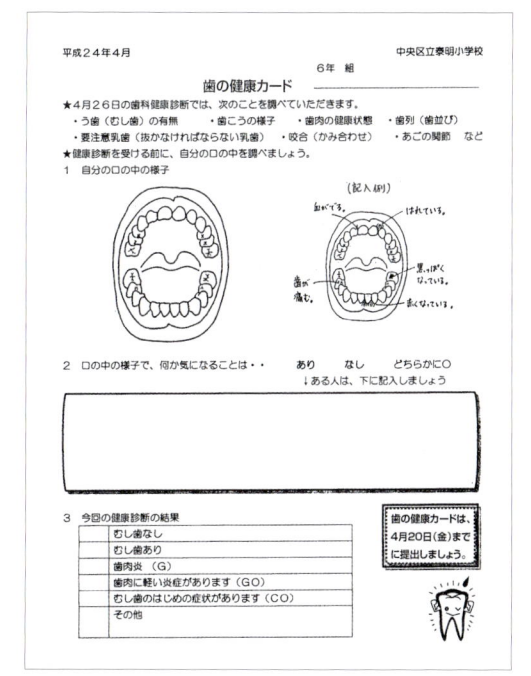

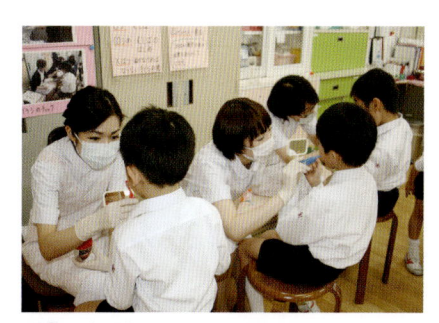

図❸　歯科衛生士による個別指導

図❹　歯の健康カード

表❶　歯科保健講話テーマの一部

平成23年度	・「だえきのち・か・ら」 　〜7つのちからと2つのひみつ〜 ・「歯科健康診断」 ・「恐竜たちの歯のひみつパート1」 ・「よくかむとは？」 ・「世界の国からこんにちは」
平成24年度	・「味覚のおはなし」 ・「口は車のエンジンルーム」 ・「G（歯肉炎）とGOとは‥」 ・「よくかんで食べること」 ・「恐竜たちの歯のひみつパート2」

歯の健康カードに書かれていることをもとに、学校歯科医が健康相談・個別指導を行います。「個に応じた指導を行っていること」、「挨拶など心の面も大切にしながら行っていること」、「多職種による連携を行っていること」などが、本校における歯科健康診断の特色です。

● 心を繋ぐ保健講話

長年続いている保健講話（**表1**）は、本校独自の学校保健活動の一つです。

毎月1回、朝の8：30〜8：45まで、全校児童を対象に学校歯科医と学校医が交替で講話を行っています。児童が興味・関心をもつようなテーマを設定し、プレゼンテーションを用いてわかりやすくお話をしてもらっていることから、児童はこの保健講話の時間をいつも楽しみにしています。保健講話は、児童の体や健康に関する知識・理解に繋がり、気づきから行動へと繋がっています。

また、毎年、保健講話を聞くことによる繰り返しや積み重ねを大事にしています。学校歯科医による講話は、30年間も続いています。講話を聞いた後は、教室に戻り「講話カード」を記入します。これは、知識の定着を図ることに加えて、毎年3月に行っている学校歯科医に向けた「感謝の式」の準備のためです。「感謝の式」では、児童全員が心を込めて、学校歯科医・学校医に作文を

書き、文集にして渡しています（図5）。

【文集（一部）】
- ぼくは、「だえきのち・か・ら」の講話が、特に印象に残っています。歯を強くして、80歳で歯を20本以上にして幸せな人生を送りたいと思います。
- 先生のお話を聞くときは、毎回驚いたり初めて知ったことがいっぱいあります。
- 毎年、たくさんのことを教えて下さりありがとうございました。特に、「病は気から」ということを思い出し、改めて自分の気持ちというものが大切なのを知りました。

保健講話では、体や健康について知り、自分の体や健康を大切にする気持ちを育てます。また、学校歯科医・学校医と心を通わせることのできる大事な時間です。本校の取り組みのなかでも、特色のある教育活動の一つとなっています。

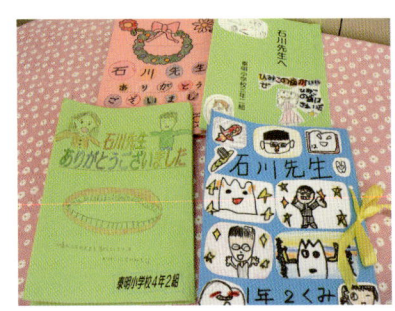

図❺　「感謝の式」に渡す文集

多職種と連携して行う保健指導

以下に、本校で実施した保健指導をご紹介します。それぞれ学校歯科医・歯科衛生士・歯科医師と連携して行いました。

保健指導①：学校歯科医との連携（図6）

主題：「歯肉は語る！」

対象：5年・学級活動・保健

狙い：歯肉炎を起こす原因を知り、歯肉の大切さに気づく。学習したことを活かし、自分の歯・口の健康づくりを実践しようとする。

時間：全1時間

●養護教諭から指導した内容
- プラークって何？
- 歯周病とは……（健康な歯肉と歯肉炎）
- 歯肉が元気だとどんなよいことがあるだろう

●学校歯科医から指導した内容
- 元気な歯肉に関するキーワード：食べる機能／見た目（笑顔）／健康（スポーツ）
- 歯肉は語る：体や歯肉を守る免疫の仕組み

【児童の感想（一部）】
- 私は何回か歯肉炎になったことがあります。それを予防するやり方を知ったのでよかったと思いました。
- 体の中でいろいろなものが菌などと戦ってくれているからだと知ることができました。それを聞いて、なんだかうれしくなってきました。大切な役割を果たしてくれているということがわかりました。

保健指導②：歯科衛生士との連携

主題：「歯の一生」（図7）

対象：5年・学級活動・保健

狙い：赤ちゃんから高齢者まで、ヒトの歯や口の中の変化について知り、その変化に伴い食べ方も変化することを理解する。自分や身近な人の歯や口の様子を調べることにより、将来の歯や口の健康づくりについて考えることができる。友だちとかかわりあいながら、「歯の人生ゲーム」を作り、自分の歯や口を大切にしようという意識を高める。

時間：全2時間

◆第1時

●歯科衛生士から指導した内容
- ヒトの歯の一生……歯や口の機能の変化
- 歯と口の健康について

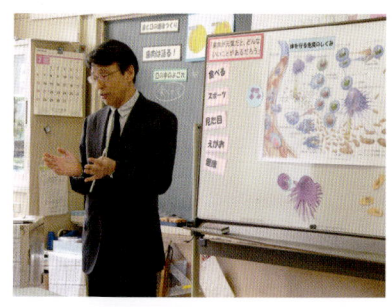

図❻　保健指導「歯肉は語る！」の様子

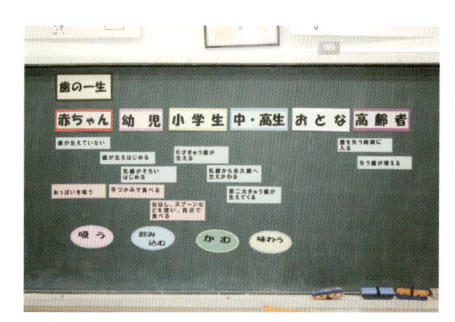

図❼　保健指導「歯の一生」の様子

- 8020（ハチマルニイマル）
◉養護教諭から指導した内容
- 「自分の歯の一生」について考えよう
- 身近な人へのインタビューを考えよう
◆第2時
- インタビューしてきたことをもとに「歯の人生ゲーム」を作ろう！

【児童の感想（一部）】
- 人間が成長していく間に口の中も変化していることを初めて知りました。こうして考えると歯をもっと大事にしなくてはいけないと思った。
- いつもはめんどうくさいと歯をみがかないときもあったけど、それは自分のためにやらなくてはいけないので、きちんとみがくようにします。
- 歯のことについてこんなによく考えたのは初めてでした。これからも歯を大切にしたいです。

保健指導③：歯科医師との連携
主題：「よくかんで食べよう」
対象：4年・学級活動・保健
狙い：よく噛んで食べるとどんなよいことがあるのかを知る。よく噛むことを体験し、実践するための目標を考える。
時間：全1時間
◉養護教諭から指導した内容
- よく噛んで食べると、どんなよいことがあるのだろう

◉歯科医師から指導した内容
- よく噛むことを体験してみよう
- よく噛んで食べるということ
- 「給食かみかみ目標」を考えよう

【児童の感想（一部）】
- かむことは、体の全部にかんけいしているということを、改めて思った。
- かむことは、自分を助けてくれる。「歯」には、味がわかるセンサーがある。よけいなものを飲み込まない脳の能力がある。
- 普段あまり意識していないことも、調べてみると「ああ、かむってとてもいいことなんだな」と思いました。もっとかむことの大切さを知りたいです。
- 今日食べたガムだけで、いろんな変化があることがわかってびっくりしました。

おわりに

　本校における歯と口の健康づくりは、学校歯科医をはじめ、多職種と連携をしながら行っています。また、挨拶など心の繋がりを大事にすることや、感謝の気持ちを育てることなどにも配慮しながら行っています。
　今後も、歯と口の健康づくりをとおして、児童が自分の体や健康に関心をもち、そして大切にできるような取り組みを行っていきたいと思います。

COLUMN

Q 母乳と粉ミルクの違いはあるのでしょうか？

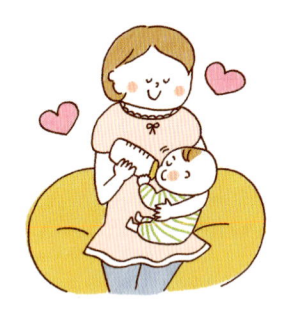

A 母乳には免疫成分が含まれていて、特に初乳は赤ちゃんを感染症から守る働きがあります。粉ミルクは、主に牛乳が原料ですが、より母乳に近づけるために各メーカーで研究がなされ、日本の育児用ミルクの成分は健康増進法（特別用途食品：乳児用調製粉乳）に定められた基準に従っていますので、乳児が健康に発育するための必須栄養成分の含量に関しては、各社の製品の間に大きな違いはありません。

また、母乳と粉ミルクでは糖の含量成分に大きな差はなく、むし歯の発生リスクには差はありません。母乳か粉ミルクかよりも、哺乳時間や哺乳姿勢が大事であり、スキンシップを図りながら良好な母子関係を築くよう心がけましょう。特に夜中の頻繁な授乳はむし歯になることもありますので気をつけましょう。乳幼児期から小児歯科専門医、またはかかりつけ歯科医院に定期的に受診しながら、口の健康を獲得してください。

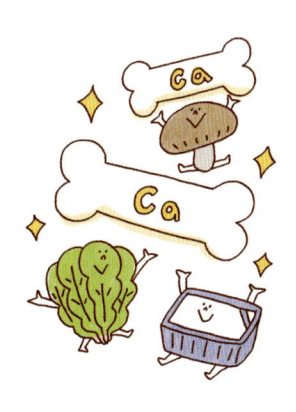

Q 赤ちゃんが卵、牛乳アレルギーと言われました。歯や骨を丈夫にしたいのですが、何を食べさせたらよいでしょうか？

A 卵・牛乳のアレルギーでお困りなのですね。でもカルシウムは、小魚やひじき、それに小松菜や豆類にも多く含まれています。豆腐や納豆などの豆類は、離乳食としても理想的な食材です。

また、魚介類やしいたけはビタミンDを含み、カルシウムの吸収を促します。更に適度な運動は健康な骨を作ることにも繋がります。大切なことは、カルシウムにこだわらず、何でも食べる元気な子を育てることです。

また、乳製品でもアレルギーの原因となっている物質を除いた製品もありますので、この選択については主治医と相談してください。

日本小児歯科学会HP　こどもたちの口と歯の質問箱より引用改変

第 **7** 章

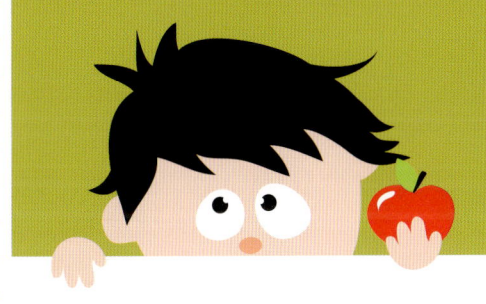

歯科医院での取り組みの紹介

第7章 歯科医院での取り組みの紹介

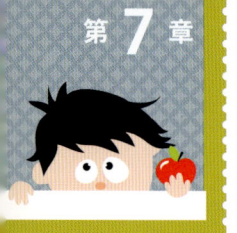

井澤 紡 Tsumugu IZAWA
東京都・髙野歯科クリニック／歯科衛生士

末房美奈子 Minako SUEFUSA
同／歯科衛生士

ファミリー歯科としての取り組み

　私たちが勤務する診療室は、埼玉県と千葉県の境に位置する葛飾区にあります。葛飾区は『男はつらいよ』や『こちら葛飾区亀有公園前派出所』の舞台でおなじみの、下町の人情味が残っている地域です。荒川・中川・江戸川に囲まれていて、大手企業の参入や高層マンションの建設は少なく、2世帯・3世帯が寄り添って生活している大家族が多くみられます。そのため、診療形態は小児歯科が中心ですが、ファミリー歯科として、家族全員のお口の悩みを一緒に解決していく、地域密着型の歯科医院として取り組んでいます。

遊びのなかから生まれる信頼

　患者さんの多くは家族連れで訪れます。母親が小さな子どもを連れて来院されたときは、母親のお腹の上に子どもを乗せて診療するスタイルが基本ですが（図1）、お腹の上でも大泣きしたり飽きて動く子どもの場合は、スタッフが一緒に遊びながら、診療が終わるのを待ちます。

　また、子どもたちが診療室や診療に慣れるために、遊びのなかから楽しみを体で感じてもらう工夫をします。年齢によっても工夫の仕方に違いがありますが、言葉がわかりコミュニケーションがとれれば、会話が弾む内容を選びます。また、当院では折り紙・風船・スタンプなどを利用して子どもたちに楽しんでもらっています（図2）。

アットホームな雰囲気作り

　特に3歳前の子どもたちは、周りの雰囲気に敏感です（図3）。母親が緊張していると、それだけで手がつけられない状態になります。母親とのコミュニケーションは、予約の電話を受けるときから始まっています。初めて予約の電話をするときは、誰でも不安なものです。受付担当者は、相手の事情をしっかりと受容し、話を聞いてあげることが大切です。そして、初めて来院したときも、母親は子どもがどう振る舞うのか不安で一杯です。

　そうした気持ちを和らげるために、受付スタッフはまず保護者と目を合わせ挨拶し、「よく頑張って来院されましたね」と歓迎します。そのとき、まなざしや声のトーンにも気を配りましょう。診療室に案内するときも、チェアーに乗せるときも、子どもが安心できるようなアットホームな雰囲気づくりを心がけます（図4）。

まるごと家族とのお付き合い

　子どもたちを取り巻く環境が複雑化してきているので、子育てを難しいと感じている家族も多くなりました。そんな家族にとって、家族の一員のように一緒に悩みを聞いてくれて、励ましてくれる歯科医院がそばにあると、心強いと思います。

　当院では、患者さんの兄弟姉妹、父母、祖父母、親戚などの家族構成、家族の体調、食べ物の好き嫌いなどの家庭環境、更にはどこの保育園、幼稚園、小学校に通っているなどの社会的環境も把握して、まるごと家族とのお付き合いをしていけるように対応しています。子どもたちや母親に頭ごなしに教えるのではなく、相手が必要としている情報を相手のなかから引き出し、自発的な気づきを促すことが、家族ぐるみのオーラルヘルスケア

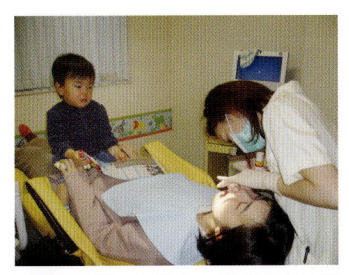

図❶ 一緒に来院した子どもを母親のお腹に乗せる

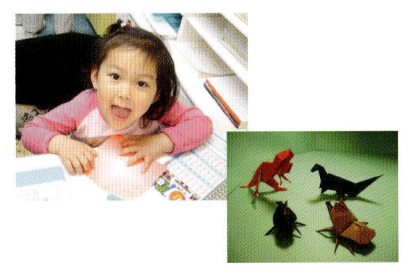

図❷ 診療所に慣れるために折り紙などで遊んでもらう

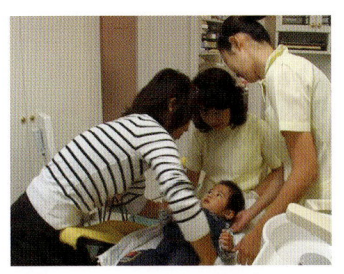

図❸ 子どもは周りの雰囲気に敏感に反応するので注意する

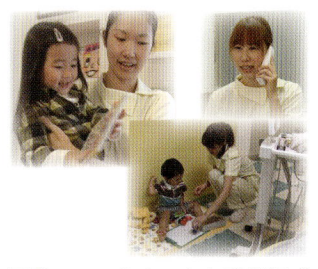

図❹ アットホームな雰囲気づくりを心がける

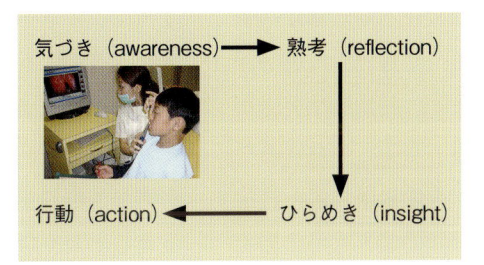

図❺ 自発的な気づきが継続的な行動に繋がる

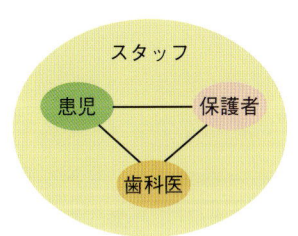

図❻ チーム医療のイメージ

習慣となり、セルフケア意識を長期に持続させる行動に繋がると思われます（図5）。

チーム医療

小児歯科では、患児と保護者と歯科医の三者が良好な関係を築くことが重要ですが、それにはスタッフの協力が必要です。歯科医師を中心とした強いチーム診療によって、診療の質の向上・充実、危険回避を実現することができます（図6）。

継続は力なり

歯科医院での取り組みの重要点に、スタッフの継続勤務へのサポートがあります。多くの開業医はスタッフの数が少なく、休暇の融通などが難しい環境にあると思いますが、スタッフ同士でカバーし合い、思いやりや助け合いを大切にすることが、チーム診療の向上に繋がります。歯科衛生士としての自覚をもち、仕事を継続していくことは、大きな力となります。

女性には、結婚・出産・育児など、さまざまなライフイベントがあり、仕事を続けることが難しいと感じる時期があります。それでも、結婚したらすぐに歯科衛生士を辞めてしまうのではなく、一時的に休んでも仕事に復帰する道は必ずありますので、歯科衛生士を続けられるように模索してほしいと思います。女性ならではの柔軟性を発揮してライフ・ワーク・バランスをとることは、相乗効果を生み出してくれます。例えば、出産・育児の経験は、小児歯科を行ううえで大きなプラスになるはずです。

【参考文献】
1）髙野博子：小児歯科診療の現場から―行動変容の鍵―. 日本歯科医師会雑誌, 64（1）：65-68, 2011.
2）丸山進一郎, 伊藤憲春, 髙野博子, 田中英一：小児歯科に学ぶ 子どもとお母さんへのアプローチ. デンタルハイジーン, 26（12）：1204-1212, 2006.
3）髙野博子：折り紙で、子どもたちと心が通うひと時. 小児歯科臨床, 13（5）, 2008.
4）伊藤 守：コーチングの教科書. アスペクト, 東京, 2010.

※写真は許可を得て掲載しています

第7章 歯科医院での取り組みの紹介

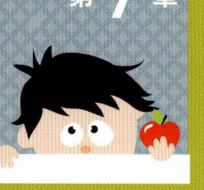

川端順子 Junko KAWABATA
兵庫県・カノミ矯正・小児歯科クリニック／歯科衛生士

安心できる環境づくり

● 豊かな子どもの育つ力とともに小児歯科からできること

子どもにかかわるすべての人たちが、豊かな子どもの育つ力に触れるたびに、心身ともに健やかに育ってほしいと願っています。私たち小児歯科の歯科衛生士は、お乳を飲む、咀嚼して食べるなどの機能面と、乳歯が生え、その後永久歯へと生え換わるなどの口腔及び顎顔面の成長を目の当たりにします。そして、養育者とともに子育てを共有させてもらい、喜びを感じています。

小児歯科は、治療だけでなく予防の観点から、早期から介入し、長期的に管理することが求められます。歯科衛生士と歯科医師は協働し、小児保健、育児を実践的に学び、理解し、子どもと養育者の期待や信頼を担っていけるような、安心できる環境づくりが求められています。

●「安心」をテーマにした小児歯科での取り組み

1．安全な臨床の場を整えることで得られる安心

子どもの養育者は、安全に対する意識がとても高いので、細かい気配りが必要です。そして、子どもを感染や事故から守る取り組みは、同時にスタッフの安全にも繋がります。

また、子どもに媚びるような漫画・おもちゃ・ゲームを揃えることが、よい環境づくりに繋がるわけではありません。

1）感染予防対策

手洗い、マスク、ディスポーザブル品の使用、消毒滅菌システムの整備やマニュアル策定と、その活用などを行っています。

2）定期的な問診・聞き取り

問診・聞き取りでは、既往歴、現病歴等を確認します。子どもの病気や全身状態は、初診時のみでなく定期的な確認が理想です。生活環境についても定期的に確認し、一人ひとりの特徴を知ることが必要です。全身状況や生活環境は、口腔内に影響が現れやすいです。成長とともに生活習慣が変化し、よくないことが習慣化されていることも多いです。生活習慣や口腔状況、口腔機能のことなど、子どもの健康にかかわることを絶えず確認することで、習癖、態癖、アレルギー、鼻疾患、呼吸の問題などに早期介入することができます。

3）緊急時の怪我や病気への対応と救急蘇生実習

転落、誤飲など、急な怪我にも応急処置ができるようにしておくことは重要です。また、AED（自動体外式除細動器）を実際に用いた実習や避難訓練の実施も必要不可欠です（図1）。

2．不安を解消することで得られる安心

1）主訴の改善

養育者が気にしていることを優先して対応することで、不安を取り除き、安心が得られます。治療計画の優先順位はありますが、まずは「気になることはないですか？」と尋ね、子どもや養育者の発信に耳を傾けることが大切です。

2）次に起こり得ることを事前にリサーチする

変化が多い子どもの口腔内では、数ヵ月の間に起こり得ることを事前にリサーチし、説明しておくことも安心に繋がります。その起こり得る理由も説明できると、更なる安心に繋がります。リサーチはよくないことや注意点だけでなく、成長記録

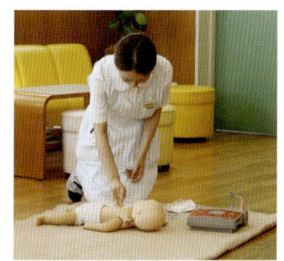

図❶ AEDの訓練。小児でも実施できるように練習をしておく

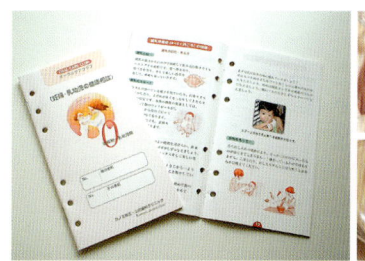

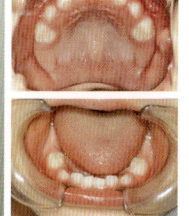

図❷ 母子健康手帳にプラスアルファした歯の健康手帳（左）と記録写真（右：イメージ）

や治癒、改善などの変化も含みます。小さな変化の積み重ねは子どもの目標に、養育者には子どもの成長や子育ての実感に、そして歯科衛生士はより注意深く子どもを観察する目を養うことに繋がるという3者の喜びを共有する証となります。

3）子どもの成長、症状の改善を視覚化する

情報共有のための、各ステージの資料を歯の健康手帳（図2）に綴じて、口腔習癖、う蝕予防、歯周予防、矯正治療などの管理を行います。無理に採取する必要はありませんが、初診時からDental ageごとに可能であれば記録を採るようにします。こうした資料はさまざまなツールを用いた説明よりも納得でき、安心できるものです。経年的な資料を残すことで、変化を確認できます。経過観察、資料の管理は担当歯科衛生士の重要な業務です。経年的な資料から得た考察により、無理のない効果的な治療方針を導き出します。

4）毎回同じ流れで治療を行う

誘導、口腔内診査、歯科衛生士による術者磨き、機械的歯面清掃などを毎回同じ流れで進めることで、回数を重ねた子どもは次に行うことを予測でき、安心できます。プラークをきちんと取り除いた口腔内のツルツル感は心地よく、こうした感覚はホームケアの習慣化に繋がります。また、口腔内が清潔だと、さまざまな初期症状や小さな変化を歯科衛生士が見つけやすくなります。術者磨き、PMTC、そしてフッ化物の塗布を定着させることで、カリエスフリーを達成できる子どもは多くいます。

3．相手を思いやり、相手の立場に立つことで得られる安心

1）日常臨床の項目の相互体験実習

誘導、口腔内診査、歯科衛生士による術者磨き、機械的歯面清掃、X線撮影、口腔内・顔貌写真の撮影、模型印象採得、フッ化物塗布、矯正治療などを歯科衛生士自身が体験することで改善点がわかります。診療を実体験することで、チェアーに寝た姿勢での視野や、子どもにわかりやすい説明方法に気がつくこともあります。相手の立場に立ってみることで、小さな配慮ができるようになり、それが大きな安心となります。

2）多職種スタッフとのミーティング

院内では歯科医師と歯科衛生士だけでなく、多職種のスタッフが働いています。歯科技工士、受付、歯科助手との連携も大切です。それぞれの持ち場ではできていると思っていることが、実はトラブルとなり他のスタッフがフォローしていることもあります。未然にトラブルを防ぐためにも、スタッフ間で意見を交わし、情報を共有し、信頼関係を作っておくことが必要です。

●

私たち歯科衛生士は、子どもや養育者の口腔を育てるというモチベーションをより高め、自らも専門知識・実務経験を積み重ねながら、また、育児にかかわるさまざまな職種と連携しながら、"子どものお口のスペシャリスト"として、子どもたちとこれからも長くかかわる存在でありたいと願っています。

第7章 歯科医院での取り組みの紹介

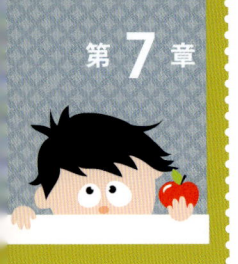

井上治子 Haruko INOUE
兵庫県・生協なでしこ歯科／歯科衛生士

定期健診をとおして築きあげる心の繋がり
——長いお付き合いの先に

"健やかな心・体づくり"

　人の生涯という時間軸において、小児期はその始まりの部分であり、未来へ向かう軸がまだまだ長い時期であるといえます。それゆえ、未来に向けてあらゆる期待と可能性を大きく秘めた時期であり、この時期に"健全な永久歯列育成"と同時にその過程をとおして、"好ましい健康観"などの育成を行うことができれば、生涯をとおして"健康な口腔"であるとともに"健康な心・体"であり続ける可能性は、更に大きくなると考えられます。小児歯科においては、この小児期というスタート地点をどのような姿勢で担っていくかが大変重要だと考えられます。

　そのため当院では、"健やかな心・体づくり"を目的に0〜18歳を対象とし、予防を重視した診療システムをとっています（**図1**）。このシステムにおいて、予防の担い手である私たち歯科衛生士の役割は重要です。特に心身ともに成長著しい小児期において、子どもとその保護者と深いかかわりをもち、長期にわたってう蝕予防のサポートを行う定期健診での私たち歯科衛生士の責任は、よりいっそう大きなものとなっています。

当院の定期健診

　当院の定期健診は、歯科衛生士が患者さんの主治医となる、担当歯科衛生士制（**図2**）をとっています。担当歯科衛生士制は図2に示すような利点があります。定期健診の内容としては、口腔内診査・カリオスタット・生活問診・カウンセリング（予防指導）・予防処置を約30分かけて行います。問診、健診、検査の結果を総合的に判断し、患児のう蝕活動性を診断し、その結果とこれからの予防の方向性について本人・保護者と話し合い、次回の定期健診までの目標を設定します。

定期健診を行ううえで大切にしていること

　定期健診は、患者さんとその保護者との長期にわたるお付き合いが何よりも大切であると考えています。たとえう蝕予防的によい指導が行えたとしても、そのお付き合いが2〜3年といった短い期間で終わってしまえば、子どもの成長への支援を十分に行うことはできません。長くよい関係を続けていくために、保護者との関係づくりにおいて、歯科衛生士はう蝕予防の指導者としてのみでなく、育児の支援者、保護者の協力者として接することが大切です。

　また、う蝕予防指導においても、各家庭に合った予防方法を提案できること（実行可能な方法の提案）、そのときに必要なことのみを指導すること（短期目標の設定）、歯のみならず子どもの心・体の成長発達にもよい結果をもたらす内容（未来を見据えた指導内容）であること、などを大切にしています。

"なぜ？"の目をもつ

　そういった定期健診を行っていくうえで、保護者のさまざまな想いを理解することは大変重要です。そのため、当院のリコールにおいて、生活問診は大変重要な役割をもっています。1日の生活

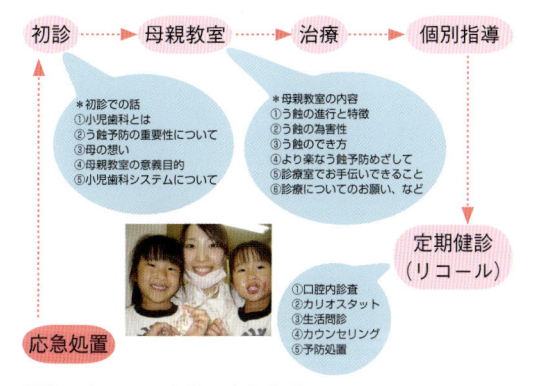

図❶　なでしこ歯科の小児歯科システム

図❷　担当歯科衛生士制の利点

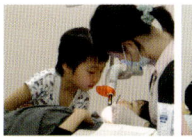

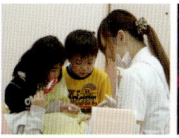

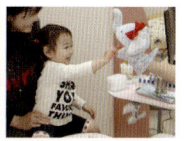

①子どもの家庭環境や生活環境を把握しやすい
②保護者の育児姿勢や人間性を理解しやすく、それらを尊重した指導や提案ができる
③信頼関係を築きやすい
④口腔内の変化が見つけやすく、う蝕処置の適否を判断しやすい

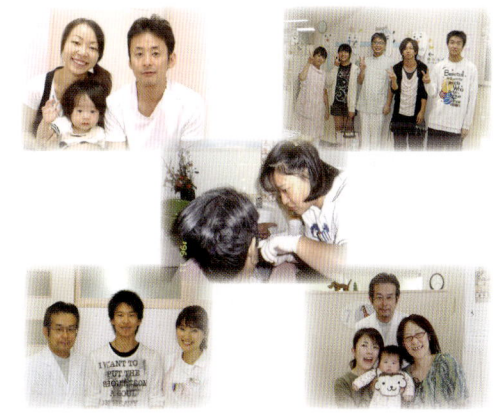

図❸　小児歯科から見えてきたもの〜成長した子どもたち〜

リズム、例えば間食回数や歯磨きの回数等の項目に加え、"なぜ？"の目をもって、それらの生活行動の動機・背景に対する問診を行います。そういった"なぜ？"の目をもった問診を行うことにより、項目のみの問診では"問題"と感じた点であっても、保護者の育児や家庭環境のなかでは、受け止める必要があることも多くみえてきます。そして、それらを理解したうえでの提案（指導）であれば、保護者や子どもの想いや心に寄り添った内容となり、より実行可能な方法となると思われます。

子どもや保護者の想いに寄り添いながら定期健診を行うことができれば、私たち歯科衛生士と保護者・子どもとのよい関係がおのずと築かれ、長いお付き合いに繋がっていき、子どもたちのさまざまな成長を一緒に経験することができます。

長いお付き合いの先に

乳幼児期、学童期、思春期などさまざまな時期をともに乗り越えていくと、成人後、社会人になり、父になり、母になっても、長く通い続けてくれる子どもたちがたくさんいます。

大きくなった子どもたちは、さまざまな横顔を見せてくれます。例えば、看護師を目指している美希ちゃんは、リコールをとおして口腔ケアの重要性を理解し、実習先で初めて担当した患者さんの口腔ケアを頑張ってみたと話してくれました。彼女が一人前の看護師になったときに、多くの入院患者さんの口腔と全身の問題が解決できる看護師になってくれると明るい未来を感じます。成長した子どもたちの多くの横顔に出会うたびに、小児歯科とは"人づくり"（図3）をしている歯科なのだと実感します。子どもたちの未来に多くの夢と希望を発信できることが、小児歯科の何よりの魅力であり、やりがいだと思います。

ある先生からいただいた「小児期からかかわる歯科が小児歯科だよ」という言葉を大切に、長くかかわり続けられる小児歯科でありたいと思っています。

※写真は許可を得て掲載しています

第7章 歯科医院での取り組みの紹介

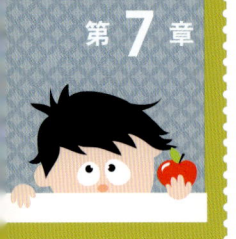

権 暁成 Hyosong KWON
茨城県・タナカ歯科医院／歯科医師

長塚朋子 Tomoko NAGATSUKA
同／歯科衛生士

支援が必要な子どもを迎えて
──一般開業医での障がい児歯科

　障がい児歯科においては、歯科衛生士の協力が必須であり、むしろ中心的な役割を担っていると言っても過言ではありません。診療補助や予防管理、口腔衛生指導、更には予約管理など、どの場面においても歯科衛生士としてのモチベーションと患者との信頼関係は欠かすことのできない条件です。本項では、一般開業医の当院で行っている障がい児に対しての取り組み方について、紹介します。

患者さんを迎えるにあたって

　障がい児の歯科治療は特別なものではなく、そのほとんどが特殊な歯科治療を必要としておりません。ただ、ほんの少し支援を必要としていることを認識してもらいたいと思います。その認識を踏まえたうえで、それぞれの診療室のキャパシティー（診療室の規模・設備・マンパワー等）に応じて、ちょっとした工夫を施せば、大半の患者さんを受け入れることが可能です。
　当院では障がいをおもちのお子さんを迎えるために、駐車場から診療室までの段差をなくしたバリアフリーにしています。また、診療室は個室にし、可能なかぎり患児がリラックスできる環境づくりにも力を入れています。
　以下に初診からの流れについて示します。
　当院に来院される障がいのある患者さんは、地域保健センターや他の開業医からの紹介、患者さん同士の情報によって来院される方がほとんどです。紹介状を持参される方が多く、診療する前に障がいの程度や主訴についてはある程度把握することができます。
　また、これから診療する患児の待合室での様子、付き添われている保護者の様子を確認することは、歯科衛生士の診療ステップの一つとして重要なことだと思います。

診療への導入

　初めての診療室、初めて会う人など、初めてづくしの場合、患児は緊張しています。余計な恐怖心を極力排除するためマスクは外し、口腔内診査時には診察器具を見せずに歯ブラシなどを使用します。時には、お母さんがブラッシングを行うスタイルから入り、途中交代するのも一つの脱感作の手法です（図1）。
　問診に関しては、保護者を対象として、主訴に加えて患児の食生活や生活パターン、更には保護者の都合のよい時間などを聞き出し、来院可能な間隔や時間帯などを把握することに専念します。歯科医師を含めた四者での治療が進むなかで、患児の特徴や保護者の社会性を記録することは、ラポールの形成に役立ちます。
　歯科衛生士が歯科医院における患児のコーディネーターになることで、信頼関係という最も重要なものを得ることができます。

診療場面では

　当院に来院される障がいのある患者さんは、主に精神薄弱、自閉症、脳性麻痺であり、それぞれ障がいの特徴を知ることによってスムーズに診療が行えます。当院で行っている対応・注意点につ

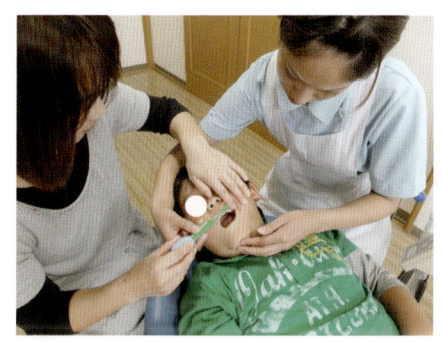

図❶ 治療に導入する手段として歯ブラシを使用する

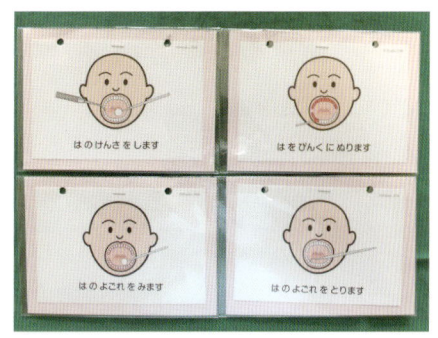

図❷ 絵カードを利用したティーチ(TEACCH)プログラム

いて以下に述べます。

1．精神薄弱・自閉症児への対応

言葉などの聴覚情報による理解やコミュニケーションよりも、視覚情報優位であるため、絵カード・写真カードを使用し、視覚支援を行っています（図2）[1]。これらは手作りでも十分です。また、特定の習慣や儀式にこだわりをもつ場合が多いため、対応する歯科衛生士や歯科医師、診療台を同じものに固定し「いつも同じ人が同じ流れのなかで」という一貫した診療スタイルにすることが重要です。つまり"場の固定"を行います。

2．脳性麻痺児への対応

姿勢と運動に障がいがある場合、治療・口腔衛生指導においては姿勢や反射に注意しましょう。歯ブラシやミラーが当たると咬反射が誘発され、更に驚愕反射など急に口を閉じる可能性があるため、開口保持、自助具や介助具などに工夫が必要です（図3）。また、嚥下障害のある方にとって治療時の嘔吐は重篤な事故を引き起こす可能性があるため、食間のアポイントを取ることもポイントの一つです。

障がい児の口腔衛生指導は、気長に指導し、生活習慣として受け入れやすいアイテムをもって支援することが大切です。

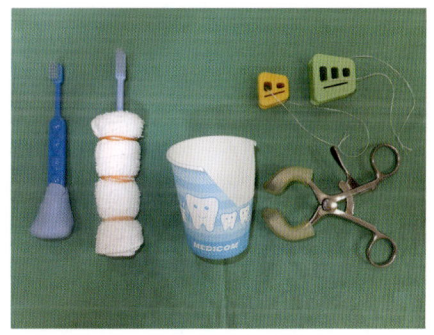

図❸ 持ちやすく工夫した歯ブラシ、飲みやすくしたコップ、開口保持器具など

● 障がい児に支援を

冒頭にも述べたように障がい児への歯科治療は、全身麻酔下などの治療を除けば決して特殊な治療ではありません。一般の開業医においても、簡単な治療や定期健診、口腔衛生指導などは、工夫一つで十分診療効率を上げることは可能です。地域において専門の医療機関の存在は必須ですが、その窓口となり、日常的な支援を行う一般開業医の存在も必要です。そのような意味で、歯科衛生士という職業は大変重要な役割を担っているということを、まずは自覚していただければ幸いです。

【参考文献】
1）緒方克也：視覚支援の考え方と実践. 医歯薬出版，東京，2008.

COLUMN

奥 猛志 Takeshi Oku
鹿児島県・おく小児矯正歯科／歯科医師

日本小児歯科学会認定歯科衛生士制度のご紹介

　一般社団法人日本小児歯科学会認定歯科衛生士制度は、平成19年4月1日に発足しました。小児歯科医療を普及させるためには有能な歯科衛生士の協力が必要であり、また、このような歯科衛生士の育成が重要です。本制度は、小児歯科に従事する歯科衛生士の技術の認定を日本小児歯科学会（コ・デンタル委員会）が行い、一定のレベルにあることを認定するものであり、歯科衛生士としての技能レベルの向上を図るとともに、本制度が仕事の目標となることを目的としています。

　平成19年11月に行われました第1回認定歯科衛生士審査会では、最初の日本小児歯科学会認定歯科衛生士として13名が合格し、その後、90名を超える認定歯科衛生士が誕生しています。認定歯科衛生士取得を希望される場合、現行では、下記のスケジュールで審査・試問を行っております。

●認定歯科衛生士申請から承認までの流れ
①認定歯科衛生士申請締切は毎年12月31日（必着）
②翌年3月初旬、コ・デンタル委員会認定歯科衛生士審査会による申請書類の審査（1次審査）を行う。1次審査合格者へは、2次審査の案内を発送
③日本小児歯科学会全国大会、もしくは地方会（申請の際、希望学会を記入）にて、ポスター発表並びに口頭試問を行う
④12月理事会において、合格者の承認
※2012年9月1日の時点でのスケジュールですので、変更になる可能性があります。日本小児歯科学会ホームページ（http://www.jspd.or.jp/）の歯科衛生士コーナー「認定歯科衛生士制度について」に認定歯科衛生士制度規則並びに施行細則が記載されていますので、ご参照ください。また、申請の際に必要となる症例作成基準並びに症例報告書フォーム（例）も掲載されておりますので、ご活用ください。

　「認定歯科衛生士 新規申請書類」、「認定歯科衛生士 更新申請書類」はダウンロードしてご使用ください。

●認定歯科衛生士についてのQ＆A

Q1：申請にあたって、どのような条件をクリアすればよいのでしょうか。
A：申請には下記の要件をクリアしている必要があります。
(1) 歯科衛生士の免許証を有すること
(2) 通年5年以上の小児歯科学に関する研修と臨床経験を有する者、またはこれと同等以上の経験を有すると認められるもの
(3) 認定歯科衛生士の認定申請時において、1年以上引き続いて学会会員であり、認定歯科衛生士申請時に学会会員であること
(4) 指定された研修施設（小児歯科学会の専門医、認定医が常勤として所属している歯科医院、もしくは公的な機関）での研修を修めたもの
(5) 認定歯科衛生士申請時に、研修単位30単位以上を有するもの

Q2：研修単位について教えてください。

A：申請に必要な研修単位は30単位です。専門医のいる歯科医院なら1年で15単位ですので、2年で30単位取得できます。認定医のいる歯科医院では1年で10単位ですので、30単位取得するには3年必要です。その他の機関は、1年で5単位ですので、6年必要ということになります。

Q3：非常勤の歯科衛生士ですが、申請はできるのでしょうか？

A：専門医制度と同様に、非常勤の場合も研修単位が設定されています。非常勤の場合、「1年未満の教育研修は、研修を行った月数を12で除した値に所定単位を乗じて算定する。週単位の教育研修は、研修を行った週数を5で除した値に所定単位を乗じて算定する」とありますので、有効に活用しましょう。

Q4：1次審査合格後の流れを教えてください。

A：毎年3月に行われるコ・デンタル委員会の1次審査で合格した場合、1次審査合格のお知らせ並びに2次審査についての案内があります。申請時に提出した1号申請用紙の希望試験会場でのポスター発表、並びに口頭試問を行います。

　試験会場は、全国大会もしくは地方会大会となります。ポスター発表は、1次審査に提出した5症例のなかから1例を選択して発表します。

Q5：更新についてはどうすればよいのでしょうか？

A：認定歯科衛生士は5年ごとに更新を受けなければなりません。更新は取得後4年目からできます。

　また、「妊娠・出産・育児にかかわる諸事情により事前申請が行われた場合に限り、期間5年間を限度に更新の延長を認める」とあり、一時的に職を離れた場合の救済処置もとられています。

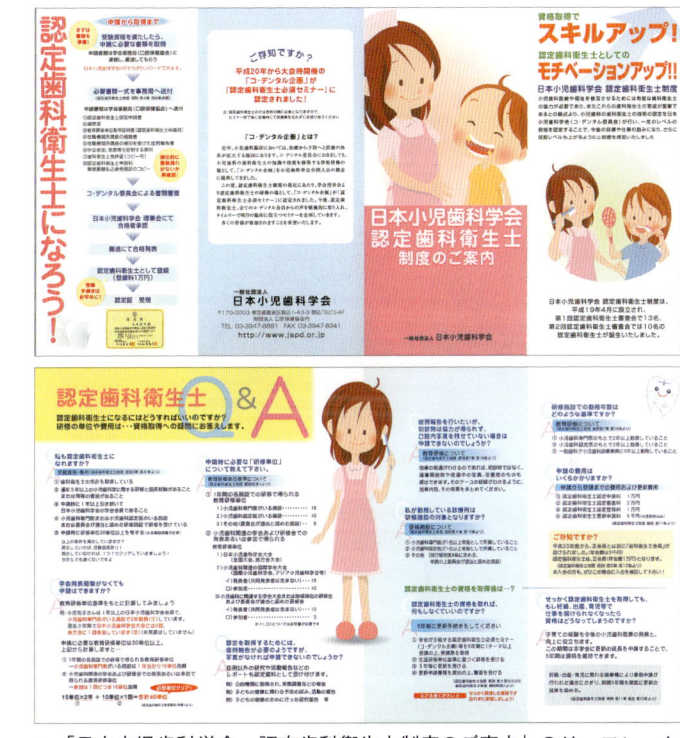

▲「日本小児歯科学会　認定歯科衛生士制度のご案内」のリーフレット

133

メルサージュPCペレット

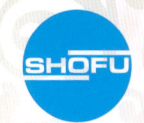

メルサージュのラインナップに**新登場**

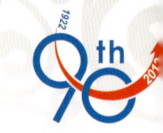

歯垢や歯石を明確に染色するペレット状の染色材

歯垢・歯石染色材

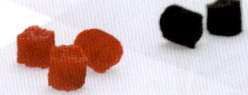

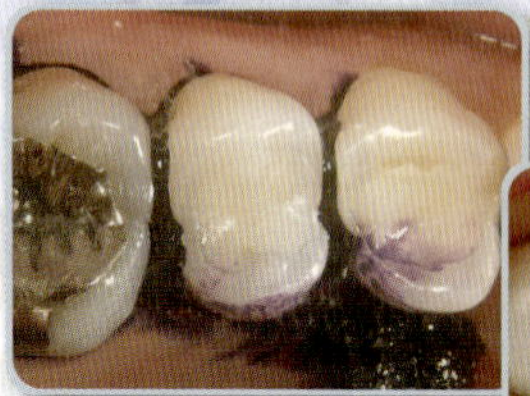

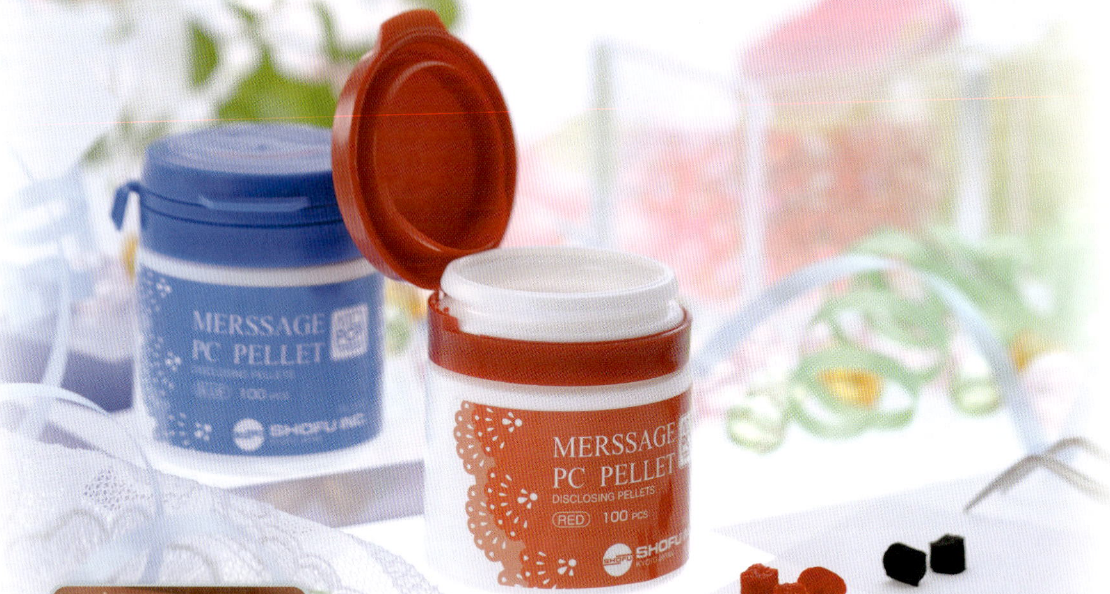

軽く押し当てると染色液がにじみ出て必要な部位を染色します。

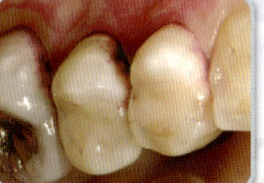

レッドは歯垢のみの染色、ブルーは歯石と歯垢を一度に染色（2色染め）ができます。

- 種類・用途　レッド（歯垢染色用）、ブルー（歯垢・歯石染色用）
- 包装・価格　1瓶（100個）…¥2,200

関連商品

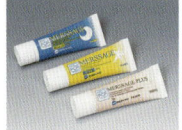

フッ素配合　歯面研磨ペースト
メルサージュ
【種類】レギュラー（粗粒・ミント）ファイン（細粒・レモン）
薬用歯磨　医薬部外品

メルサージュ プラス
フッ素配合 歯面研磨ペースト（薬用歯磨）

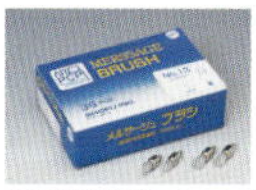

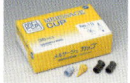

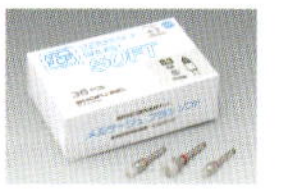

歯面研磨用ブラシ、カップ
メルサージュ（ブラシ）/メルサージュ（カップ）
■ スクリュータイプ、CAタイプ

歯科用口腔内清掃キット
メルサージュ ブラシ ソフト
■ CAタイプ

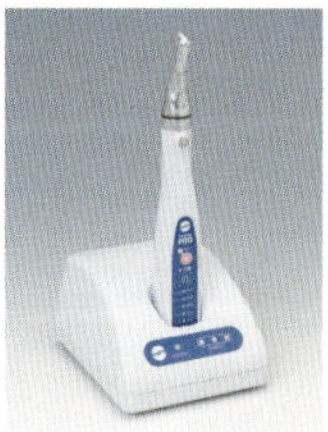

PMTC用コードレスハンドピース
メルサージュ プロ
■ スクリュータイプ、ラッチタイプ

製品の詳細はこちらまで… 松風　検索　http://www.shofu.co.jp/

記載の価格は2012年8月現在の標準医院価格（消費税抜き）です。

株式会社 松風　世界の歯科医療に貢献する

●本社：〒605-0983 京都市東山区福稲上高松町11・TEL(075)561-1112(代)
●支店：東京(03)3832-4366・営業所：札幌(011)232-1114/仙台(022)713-9301/名古屋(052)709-7688/大阪(06)6330-4182/福岡(092)472-7595

http://www.shofu.co.jp

『見えない矯正』で、きれいな歯ならびになりませんか？

AsoAligner® + 2D Lingual Brackets

AsoAligner® *plus*
— アソアライナー® プラス —

『アソアライナー® プラス』は
あなたの『笑顔』のために
より早く！ より美しく！

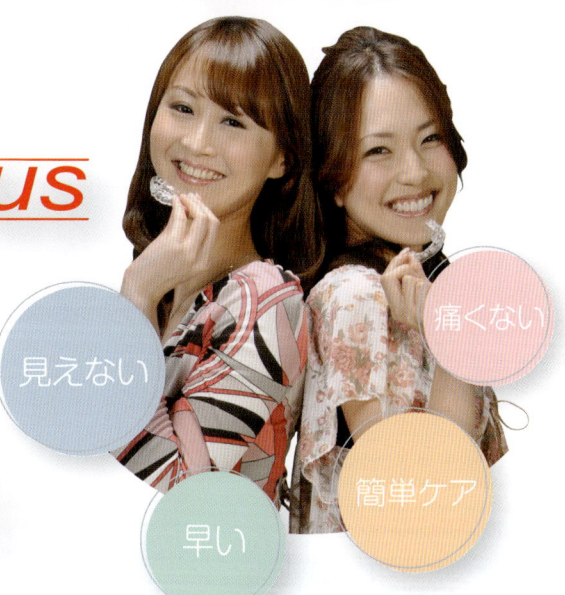

見えない／痛くない／早い／簡単ケア

AsoAligner® plus とは？

「AsoAligner®」と「2D Lingual Brackets」を併用して治療を行います。『AsoAligner® plus』を使用する事により、今まで「AsoAligner®」だけでは治療が不可能だった症状へも対応できるようになりました。

AsoAligner® ＋ 2D Lingual Brackets → アソアライナー® プラス
AsoAligner® + 2D Lingual Brackets

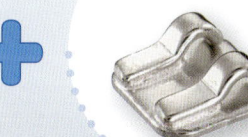

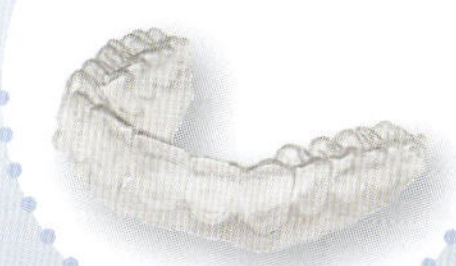

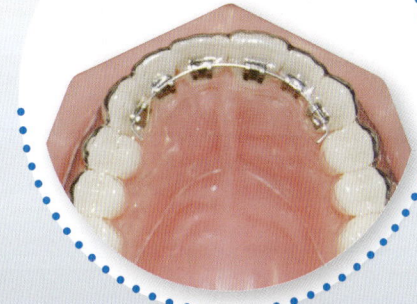

治療例

上顎前歯叢生 7mm
（ディスキング 3mm）

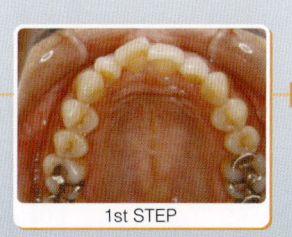

1st STEP 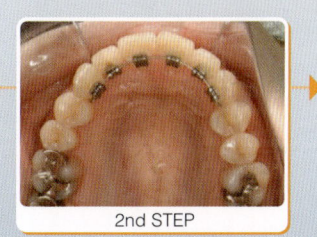 → 2nd STEP 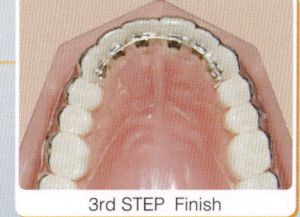 → 3rd STEP Finish

『2Dリンガルブラケット8ヶ月』＆
『アソアライナー2ヶ月』（治療期間10ヶ月）

アソアライナー® プラス
AsoAligner® + 2D Lingual Brackets

■お問い合わせは・・・

株式会社 A.S.O.

本　社：〒104-0061　東京都中央区銀座2-11-8　第22中央ビル3F
　　　　TEL：03-3547-0471　　FAX：03-3547-0475
横浜支社：〒231-0834　神奈川県横浜市神奈川区台町7-2-412　　TEL：045-312-8002
大阪支社：〒532-0011　大阪府大阪市淀川区西中島5-8-21-2F　　TEL：06-6886-2382　　FAX：06-6886-2383
新潟支社：〒950-0911　新潟県新潟市中央区笹口2-13-11　笹口I・Hビル1F　　TEL：025-278-8436　　FAX：025-278-8437
名古屋支社：〒460-0003　愛知県名古屋市中区錦2-19-21　広小路TNビル5F　　TEL：052-201-5371　　FAX：052-201-5372

E-mail：asoaligner-i@aso-inter.co.jp　URL：http://www.aso-inter.co.jp

Happy color happy time

かわいい歯ブラシで
たのしく歯みがき!

LA-210　ハッピーカラー12色ジュニア　¥735(税込)

たのしく
みがけるよ!

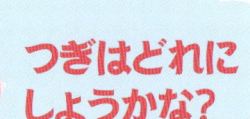

つぎはどれに
しょうかな?

新発売!!

Happy Color Stylish Tone

GIRLS　　　BOYS

ネームプリント
無料キャンペーン
9月～10月末!

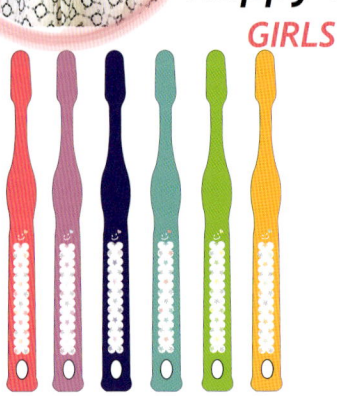

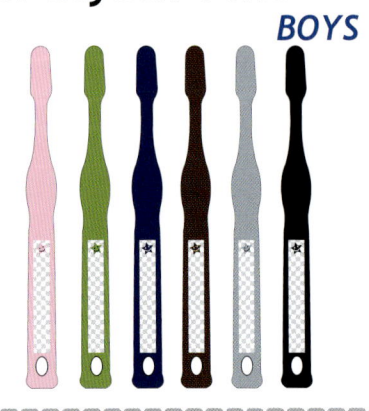

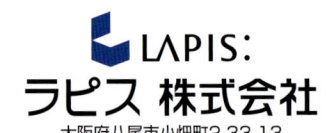

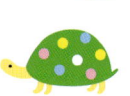

LAPIS:
ラピス 株式会社
大阪府八尾市小畑町2-33-13

お問い合わせは
0120-32-8241　TEL 072-928-5788
ご注文　無料サンプルは
FAX 072-928-5789
FAXは24時間受付です。〈休業日〉土・日・祝日
ご注文用紙はホームページでもダウンロード出来ます。
http://www.lapis21.com　　http://ハブラシ.com
ネットショップ開店いたしました!
http://www.haburashi.co.jp

LASER DEBRIDEMENT
レーザーディブライトメンド

これからの歯科には必需品

最先端歯科医療の実現

安全で信頼される治療とは

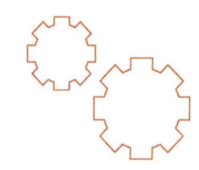

technology consulting

痛くない・怖くない
嬉しい・楽しい・気持ちがいい！
「また来たいな？」
「お口を綺麗にしに行こうよ」
　そんな歯科診療のお手伝い

＊歯科医療に必要不可欠な
　レーザーディブライトメントとは

＊ダイオードレーザーだからできること

＊アメリカと日本のレーザーの本当の違い

＊レーザーの嘘と本当

＊今こそ発想の転換が必要

＊痛くない・怖くない・心地良い治療の実現

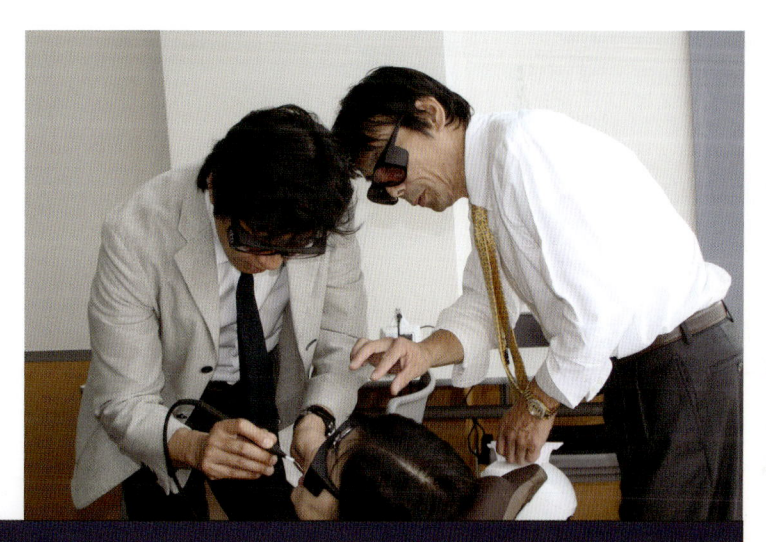

米国最先端医療チームが大絶賛

実際に見て・触れて・使って、ご自身で実感して下さい。
これからは、レーザーの使い分けで予防に時代に！
歯科医に求められていることに答えられる治療
ダイオードレーザーの日本の第一人者が個人指導致します。

毎月の講習会ではマンツーマン指導で
全て納得できるシステムになっています。
お問い合わせは下記まで

Potable diode laser

SAPPHIR

問い合わせ先：DenMatJapan
〒103-0007東京都中央区日本橋浜町1丁目3-13
TEL：03-5829-8836　　FAX：03-5829-8837　　Email:laser@denmatjapan.com

文例達人 Vol.5

歯科医院と患者さんを繋ぐ便利なソフト

4770 ファイル収録!

便利な機能をたっぷり追加し、イラスト、はがき文例、症例・模型画像、パワーポイントテンプレートなど、収録ファイルが大幅に増えました!

- 受付で渡す文書を簡単作成!
- カウンセリングの理解度アップに!
- ユニットでも楽しくカウンセリング!
- リコールはがきもすぐに送れる!
- ロイヤリティフリーで自由に使える! HPに!パワーポイントに!
- 作成方面倒な書類も記入するだけ!

患者さんに思いが伝わる、新しい文例達人。

ロイヤリティフリー 修正・加工が可能です! さまざまな**文例、イラスト**が患者さんとのコミュニケーションを変える!

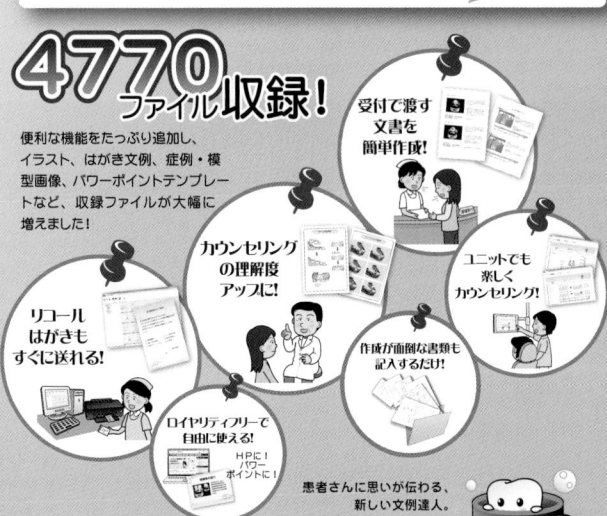

New 文例達人が進化して更にパワーアップ!

① 新たにイラスト・動画・外国語文例など、収録ファイル大幅追加!

② 新機能「歯列イメージクリエーター」でお手軽に歯列画像作成!
　○文字や赤文字も! カラフルにも作れます!

③ 新機能「デンタルマスター」で患者さんのデンタルIQ向上!
　カウンセリング 治療説明 ブラッシング指導に…

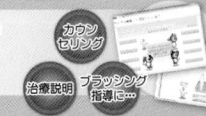

④ 新しくなった「文例・イラストView」で文書作成・画像挿入が楽々簡単に!
　簡単2クリ

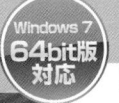

Windows 7 64bit版対応 Windows7 / Vista / XP

■通常版価格 24,800円　　■優待版価格 19,800円

※歯科医院様は1医院1ライセンス、歯科医院様以外は、1PC1ライセンスとなります。
※優待版は文例達人 Vol.4をご購入された方のみ使用することができます。
※大学、研究室等ご一括購入をご検討の際は弊社営業部までお問い合わせ下さい。

---

dental Signage
デンタルサイネージ

歯科医院用デジタルサイネージシステム

それぞれの人にマッチした自費提案を。

Point1 患者さんの空き時間にチェアサイドを有効活用

Point2 年齢・性別・状況にマッチした自費提案を簡単に行える

■標準価格　158,000円
※同じ医院内のPCならば何台でもインストールできます。

若い女性に「入れ歯」の情報を見せても… → ミスマッチ
若い女性に合わせた「審美」の情報を見せれば → マッチング!

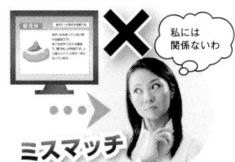

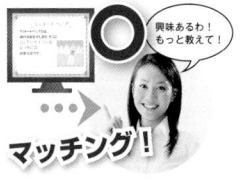

ホームページでサンプル画像公開中!!

達人プラス5 Version

データ管理から治療説明まで総合的に行う患者管理支援ソフト

- 画像管理・編集 (口腔内カメラやレントゲンの取込み可能)
- ポケット、プラーク検査
- チャート作成 (ポケット、プラーク、リスク検査)
- 文書作成 (見積書、患者説明文書)

画像管理・編集機能がパワーUP

■標準価格
通常版　　　　75,000円〜
アップグレード版
　Version3から　50,000円
　Version4から　20,000円

※アップグレード版は達人プラスVersion4、Version3、予防達人、DentalCaptureのいずれかをお持ちでユーザー登録をされている方が対象となります。予防達人、DentalCaptureをお使いの方は、「アップグレード版 from Version3」と同価格にてお買い求めいただけます。

Windows 7 64bit版対応

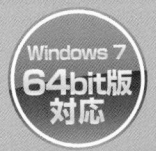

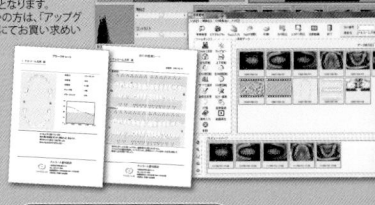

トライアル版あります!!

ナルコム　検索

本製品に関するお問い合わせ先
ナルコム
〒270-2253 千葉県松戸市日暮2-3-15 7F
TEL 047-311-3600　FAX 047-311-3133

● 仕様は製品改良のため、予告なく変更する場合がありますので予めご了承ください。
● 価格は2012年5月1日現在のものです。消費税は含まれておりません。

DHが行う
インプラントメインテナンスのスタンダード

Dr. もぜひ一緒にお読みください。

岩﨑美和（木津歯科　デンタルステーション横浜）著
木津康博（神奈川県開業）監修

インプラント治療の普及により、天然歯とインプラントが混在する口腔が増えてきました。患者さんに長期にわたって快適にインプラントを使用していただくために、歯科衛生士によるメインテナンスが欠かせません。
本書は月刊『DHstyle』の連載に加筆し、より実践的な内容にまとめたものです。ワンランクアップの歯科衛生士を目指して、本書をご活用ください。

(メインテナンス上手) だと、
↓
(インプラントが長くもつ)
↓
(患者に信頼される)
↓
(医院の繁栄) に繋がる

という "インプラント成功"の "引き寄せの法則" が動きだします。

＊目次＊
- インプラント周囲組織と歯周組織の違いを知る
- 患者コミュニケーション
- インプラントメインテナンスにおける全身的なリスクファクター
- インプラントメインテナンスにおける局所的なリスクファクター
- インプラント周囲組織評価シートの重要性
- インプラント周囲組織評価シートを用いた診査方法
- インプラント周囲組織評価シートの活用法
- インプラント周囲炎の細菌叢
- インプラント特有のプロフェッショナルケア
- インプラント特有のセルフケア
- 高齢者へのメインテナンス
- インプラントメインテナンスのまとめ
  当院でのメインテナンスの実際とポイント

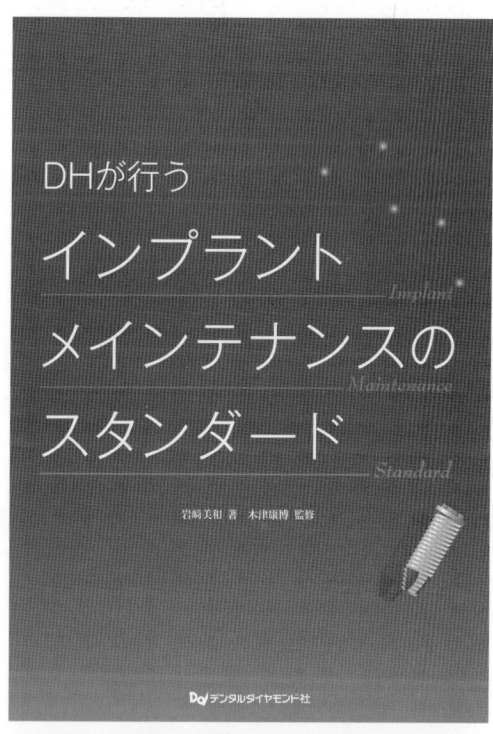

A4判　56頁　定価（本体3,600円＋税）

株式会社デンタルダイヤモンド社
〒101-0054　東京都千代田区神田錦町1-14-13 錦町デンタルビル
TEL 03-3219-2571(代) / FAX 03-3219-0707
URL : http://www.dental-diamond.co.jp/

写真が豊富で
わかりやすい！

基本から応用まで
完全網羅！

臨床経験26年、
指導経験16年が凝縮！

患者さんが笑顔になる
SRPのテクニック満載！

SRPのArt&Science
―― 長谷ますみ流クリニカルメソッド

長谷ますみ 著

好評発売中！

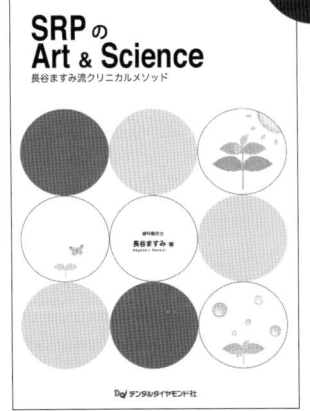

"患者さんにも術者にもやさしいSRP"。本書はその習得に必要な「知識」と「技術」について、歯周基本治療の要点を整理する「ベーシック編」、中等度歯周病への対応を身につける「ミドル編」、そして重度歯周病や根分岐部病変へのアプローチを可能にする「アドバンス編」の3段階に分けて解説しています。多くの経験から導き出されたテクニックのコツやポイントを、豊富なビジュアルとともに紐解くDH必読書！

A4判/100頁/オールカラー
定価(本体5,000円＋税)

株式会社デンタルダイヤモンド社
〒101-0054 東京都千代田区神田錦町1-14-13 錦町デンタルビル
TEL 03-3219-2571(代) / FAX 03-3219-0707
URL：http://www.dental-diamond.co.jp/

知っておきたい 歯科衛生士のための くすりの知識

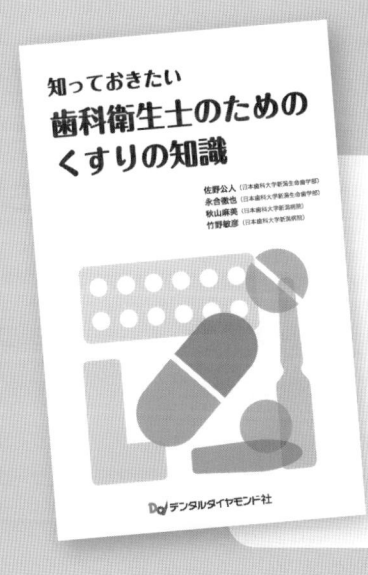

佐野公人（日本歯科大学新潟生命歯学部）
永合徹也（日本歯科大学新潟生命歯学部）
秋山麻美（日本歯科大学新潟病院）
竹野敏彦（日本歯科大学新潟病院）

くすりのこと、知ってますか？

患者さんの飲み薬は… そして病気は…
診療上、気をつけるポイントは…
日常、使用している薬の適応、効能は…
……**くすりのことがわかります**

CONTENTS

くすりのABC
薬の種類　薬の飲み方（使い方）　薬の効き方　相互作用（飲み合わせ）　禁忌（薬を投与してはいけない患者の条件）　薬の情報

患者の服用薬
カルシウム拮抗薬　ACE阻害薬　ビスフォスフォネート（BP）製剤　ワルファリンカリウム　抗血小板薬（アスピリン、チクロピジン）　気管支拡張β2刺激剤（定量噴霧・吸入気管支拡張剤）　ニトロ製剤（硝酸薬：ニトログリセリンなど）　β遮断薬（β-Blocker）　心房細動治療薬　経口血糖降下剤　インスリン製剤　リウマチ治療薬　抗がん剤　抗パーキンソン薬　抗うつ薬　アドレナリン　バセドウ病治療薬　免疫抑制剤　橋本病治療薬　インターフェロン

歯科臨床で使うくすり
抗菌薬の投与　抗菌薬を処方するときの注意点　NSAIDsってどんな薬？　表面麻酔薬の活用　局所麻酔薬（リドカイン製剤が主流／用途に沿った使い方）

好評発売中!!

A5判変型／112頁／オールカラー
定価（本体2,800円＋税）

株式会社デンタルダイヤモンド社
〒101-0054　東京都千代田区神田錦町1-14-13 錦町デンタルビル
TEL 03-3219-2571(代) / FAX 03-3219-0707
URL：http://www.dental-diamond.co.jp/

育もう！歯周病検査力

DHstyle 増刊号

編集委員：
小西昭彦（東京都・小西歯科医院／歯科医師）　新田 浩（東京医科歯科大学大学院／歯科医師）
牧野 明（富山県・まきの歯科医院／歯科医師）　茂木美保（東京都・住友商事株式会社 歯科診療所／歯科衛生士）

歯周病の検査に関する基本的な知識・技術、その検査結果の意味することをわかりやすく整理・解説！

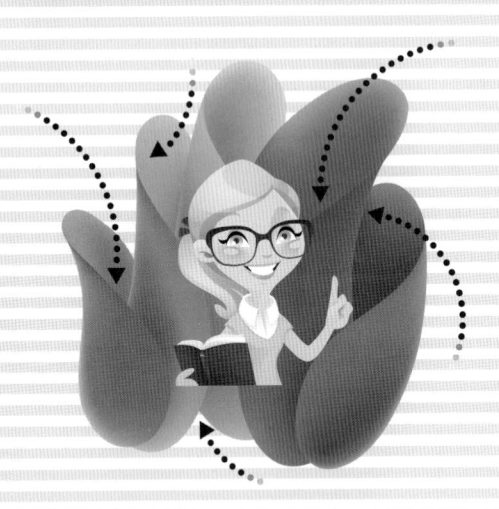

- 第1章　歯科衛生士業務における歯周病の検査
- 第2章　これだけはマスター！　歯肉の炎症を診る
- 第3章　歯周病理解のポイント！　歯周組織の破壊を診る
- 第4章　気づきも大切！　リスクファクターを診る
- 第5章　炎症と力のかかわり！　咬合を診る

歯科衛生士に必要不可欠な"検査力"を育む！！

好評発売中！

　歯科衛生士業務のなかで、歯周病の検査は歯科衛生士が大きな役割を演じる場面です。そして、正確な検査とその検査結果を正しく活用することは、歯周治療を成功に導くために必要不可欠な能力といえるでしょう。

　本増刊号では読者の歯科衛生士の皆様に、さまざまな歯周病の検査に関する基本的な知識・技術、その検査結果の意味することをわかりやすく整理し、臨床例をあげながら、歯科衛生士ならではの歯周病検査力をアップしていただけるように企画いたしました。

B5判／140頁／オールカラー
定価（本体3,000円＋税）

株式会社デンタルダイヤモンド社
〒101-0054　東京都千代田区神田錦町1-14-13 錦町デンタルビル
TEL 03-3219-2571（代）／ FAX 03-3219-0707
URL：http://www.dental-diamond.co.jp/

DHstyle 増刊号

歯科衛生士のX線読影力!!
臨床で120%活用するために

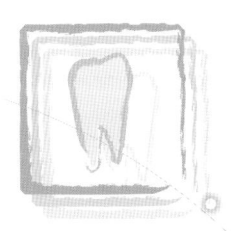

【編集委員】
橋本光二（日本大学歯学部 歯科放射線学教室）
三辺正人（千葉県・文教通り歯科クリニック）
貞光謙一郎（奈良県・貞光歯科医院）

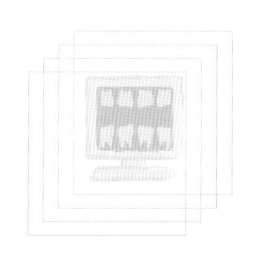

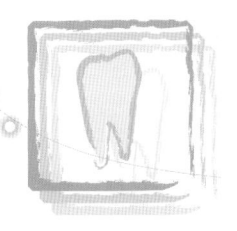

歯科医療の画像診断において、X線写真は幅広く活用されています。X線写真は、歯科疾患の診査・診断はもちろん、患者さんへの説明、医院内外での症例検討や治療の確認など、日々の臨床において欠かすことができないものであり、歯科衛生士にもX線写真を読影する力が求められます。
本増刊号にはX線写真に関する知識や活用法が歯科衛生士向けにわかりやすくまとめられており、歯科衛生士のスキルアップに最適の1冊です。

CONTENTS
- 歯科衛生士に求められる"X線読影力"とは
- デンタルX線写真、読影の基本
- 歯石の付き方とSRPとの関係
- 根尖病巣の治癒及び外傷歯の治療と経過
- 歯科医療従事者がX線に被曝する危険性はないのでしょうか？ etc.

B5判・156頁
定価（本体3,000円＋税）　オールカラー
好評発売中!!

株式会社デンタルダイヤモンド社
〒101-0054　東京都千代田区神田錦町1-14-13 錦町デンタルビル
TEL 03-3219-2571（代）/ FAX 03-3219-0707
URL：http://www.dental-diamond.co.jp/

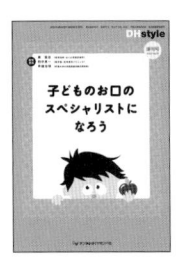

デンタルダイヤモンドの歯学書籍と映像　http://www.dental-diamond.co.jp/

- 書籍・映像商品のご注文はデンタルダイヤモンド協販店（歯科商店）、歯大売店、医書専門店等で承ります。
- 弊社宛直接お申し込みの場合は、送料実費をお申し受けいたします。
- 書籍・映像商品の資料ご希望の方は弊社販売課宛にTEL、FAXにてお申し付け下さい。
- 表示の定価は本体価格に消費税額5％を加算したものです。
- 本欄に掲載されている歯学図書と映像は2012年9月1日現在のものです。在庫僅少等諸般の事情により、予告なく絶版・販売終了することがあります。

臨床一般

臨床のレベルアップPOINT まずは60	千田 彰／伊藤公一／椎木一雄／村岡秀明／戝部 洋	定価6,300円（本体6,000円）
歯科なるほどホント学	井上 孝	定価3,465円（本体3,300円）
歯科なるほどボウケン学	井上 孝	定価3,255円（本体3,100円）
歯科なるほどケンサ学	井上 孝	定価3,255円（本体3,100円）
歯科なるほどイロイロ学	井上 孝	定価3,360円（本体3,200円）
保険診療の患者さんが「自費でお願いします」ドクター20人の「自由」プレゼンテーション	塩田博文　ほか	定価6,090円（本体5,800円）
自由診療それぞれ　患者治療の最高最善	近藤隆一　ほか	定価6,090円（本体5,800円）
自由診療のステップbyステップ　腕を上げたい　うまくなりたい	吉田秀人　ほか	定価6,090円（本体5,800円）
歯科用　半導体レーザーの基礎と実践テクニック	西山俊夫	定価10,500円（本体10,000円）
歯を長期に守る救歯臨床	黒田昌彦／伊藤公二／西原英志／服部夏雄／法花堂 治	定価7,350円（本体7,000円）
聞くに聞けない　臨床手技のピンポイント37	松本勝利	定価6,300円（本体6,000円）
医院すたいる　診療スタイル　それぞれ	村岡秀明	定価7,350円（本体7,000円）

補綴・咬合

咬合のMagic	藤井佳朗	定価5,250円（本体5,000円）
主機能部位に基づく実践咬合論	加藤 均	定価9,030円（本体8,600円）
中沢勝宏の誰にでもわかる咬合論	中沢勝宏	定価10,500円（本体10,000円）
支台歯形成のベーシックテクニック　新刊	岩田健男	定価9,450円（本体9,000円）

有床義歯

村岡秀明の総義歯臨床図鑑	村岡秀明	定価10,500円（本体10,000円）
村岡秀明の総義歯咬合採得　咬合調整	村岡秀明	定価10,500円（本体10,000円）
デンチャー ライニング	濱田泰三／村田比呂司	定価6,510円（本体6,200円）
ティッシュコンディショナー	濱田泰三	定価6,510円（本体6,200円）
義歯の洗浄	濱田泰三／二川浩樹／夕田貞之	定価5,880円（本体5,600円）
義歯安定剤	濱田泰三／村田比呂司／夕田貞之／玉本光弘／貞森紳丞	定価5,880円（本体5,600円）
総義歯製作ガイダンス	豊田静夫／鬼塚智仁	定価5,250円（本体5,000円）
いまさら誰にも聞けない義歯作りのwhy?	塩田博文	定価5,250円（本体5,000円）
塩田博文の軟化パラフィンワックス臼歯部咬合法って何？	塩田博文	定価12,600円（本体12,000円）
塩田博文の義歯物語　自費が生まれるとき	塩田博文	定価19,950円（本体19,000円）
1枚の写真ではじまる　12人の義歯臨床	村岡秀明	定価5,250円（本体5,000円）
機能的でより美しいDr.カワラダによる審美補綴臨床	川原田幸三	定価9,450円（本体9,000円）
これからの義歯治療とインプラントオーバーデンチャー　新刊	亀田行雄	定価7,980円（本体7,600円）

クラウンブリッジ

デンタルカラーマネジメント　十人十色　島田和基／南　清和　ほか	定価6,300円(本体6,000円)
口腔にやさしいエコ・サイジングの修復治療　福島俊士	定価6,930円(本体6,600円)

インプラント

裸のインプラント　原　正幸／井上　孝	定価7,980円(本体7,600円)
それからの裸のインプラント　井上　孝／原　正幸	定価8,610円(本体8,200円)
インプラントのトラブル解決FAQ　原　正幸／インプラントを考える会　新刊	定価6,300円(本体6,000円)
インプラントのセーフティーネット～臨床検査のある風景～　井上　孝／松坂賢一／矢島安朝／武田孝之	定価6,720円(本体6,400円)
臨床医のためのインプラント治療原論　古賀剛人／佐藤るり	定価12,600円(本体12,000円)
自家骨によるインプラント治療のための骨造成法　澤　裕一郎	定価14,490円(本体13,800円)
インプラント修復の臨床基本手技　2　外科　小宮山彌太郎／河奈裕正　新刊	定価7,980円(本体7,600円)
インプラント修復の臨床基本手技　4　トラブル対応とメインテナンス　小宮山彌太郎／木津康博　新刊	定価7,350円(本体7,000円)
DHが行う　インプラントメインテナンスのスタンダード　岩﨑美和　新刊	定価3,780円(本体3,600円)

保存修復

猪越重久のMI臨床─接着性コンポジットレジン充填修復　猪越重久	定価8,820円(本体8,400円)
接着がゆく　猪越重久	定価6,300円(本体6,000円)
臨床の達人5　眞坂信夫　接着臨床を究める　眞坂信夫	定価7,770円(本体7,400円)
LET'S WHITENING　近藤隆一	定価3,990円(本体3,800円)

歯内療法

パーフェクト歯内療法　髙島憲二	定価10,500円(本体10,000円)
エンジンファイル ON　早く・簡単・正確・安全・経済的な歯内療法を求めて　阿部　修	定価5,880円(本体5,600円)
歯内療法のインデザイン　青木慎一郎	定価6,090円(本体5,800円)
機能的な歯内治療　庄司　茂	定価8,820円(本体8,400円)

歯周治療

スタンダード歯周治療　泉澤勝憲	定価7,875円(本体7,500円)
PERIODONTAL FLAP　フラップ手術　実践テクニック　申　基喆	定価11,550円(本体11,000円)
歯周外科とインプラント外科手術のための縫合　申　基喆	定価10,500円(本体10,000円)
コレクテッド エビデンス vol.1　弘岡秀明	定価8,400円(本体8,000円)
コレクテッド エビデンス vol.2　弘岡秀明	定価8,400円(本体8,000円)
くすりが活きる歯周病サイエンス　王　宝禮	定価5,250円(本体5,000円)
上間京子のシャープニングそのまんま図鑑　上間京子	定価2,100円(本体2,000円)
上間京子のSRPそのまんま図鑑　上間京子	定価3,150円(本体3,000円)
SRPのArt & Science　長谷ますみ	定価5,250円(本体5,000円)

歯科矯正

書名	著者	定価
開業医のための矯正治療ナビゲーション	青島 攻	定価12,600円(本体12,000円)
GPのための予防矯正臨床5W1H	萩原 均	定価9,975円(本体9,500円)
歯並びコーディネーター	日本成人矯正歯科学会	定価4,620円(本体4,400円)
GPのための床矯正・矯正のすすめ	鈴木設矢	定価15,330円(本体14,600円)
GPのための床矯正・矯正のすすめ 活用編	鈴木設矢 **新刊**	定価16,800円(本体16,000円)
JETsystem	成田信一	定価8,820円(本体8,400円)
歯列矯正治療の失敗と再治療	菅原準二	定価17,850円(本体17,000円)

口腔外科

わたしの難抜歯ストーリー	和気裕之／立花忠夫	定価6,300円(本体6,000円)
若い歯科医と研修医のための口腔外科はじめましょう	椎木一雄／佐々木次郎　ほか	定価7,350円(本体7,000円)
新 スタンダード歯科小手術	伊東隆利	定価9,870円(本体9,400円)

口腔診断・歯科X線・全身管理

Dd 診断力てすと 第3集	渡辺隆史	定価4,830円(本体4,600円)
Dd 診断力てすと 第4集	山根源之	定価4,830円(本体4,600円)
デジタルX線—その導入と活用	大坪青史	定価7,350円(本体7,000円)
検査・検査値・全身疾患	道 健一／古屋英毅／作田正義／久保木芳徳	定価6,116円(本体5,825円)
口腔医療に必要な臨床検査	井上 孝／松坂賢一 **新刊**	定価4,620円(本体4,400円)
チャート式 こんな患者が来院したら……歯科治療と全身疾患	和嶋浩一／井上 孝／和気裕之	定価5,670円(本体5,400円)
歯科治療の安全往来 慢性全身疾患50ガイダンス	佐藤田鶴子	定価4,200円(本体4,000円)

予防歯科

ブラッシング指導成功への道—実力養成編	丸森賢二	定価3,262円(本体3,107円)
臨床の達人4 熊谷 崇 はじめに予防ありき	千田 彰／村岡秀明／今井文彰／飯島国好	定価7,140円(本体6,800円)
ヘルスケア歯科診療室発 予防歯科のすぐれモノ17＋α	書籍編集部編	定価5,880円(本体5,600円)
歯科発 ヘルシーライフ プロモーション	花田信弘／武内博朗	定価6,720円(本体6,400円)
最新3DS環境 う蝕ステージ ペリオステージ	武内博朗	定価5,880円(本体5,600円)
フッ化物についてよく知ろう	飯島洋一	定価5,670円(本体5,400円)

高齢者・障害者歯科

訪問歯科診療で活用する食介護の知識と実践	市川文裕	定価3,570円(本体3,400円)
黒岩恭子の口腔リハビリ＆口腔ケア	黒岩恭子	定価3,150円(本体3,000円)
黒岩恭子の口腔ケア（DVD）	黒岩恭子	定価4,200円(本体4,000円)

隣接医学

歯科医の知っておきたい医学常識103選	佐々木次郎／西田紘一／鳥居正雄／吉田清幸	定価5,775円(本体5,500円)
続・歯科医の知っておきたい医学常識95選	佐々木次郎／増田正樹／鳥居正雄／吉田清幸	定価6,014円(本体5,728円)
この疾患 医科で診る？ 歯科で診る？	天笠光雄　ほか	定価6,300円(本体6,000円)
歯科と金属アレルギー	井上昌幸／中山秀夫	定価6,626円(本体6,311円)
GPのための金属アレルギー臨床	井上昌幸／中山秀夫／松村光明	定価10,500円(本体10,000円)

生理

書名	著者	定価
口腔の生理から？を解く	森本俊文	定価6,300円(本体6,000円)
新・口腔の生理から？を解く	森本俊文 **新刊**	定価6,720円(本体6,400円)

病理

口腔の病態を診る　長谷川博雅	定価6,930円(本体6,600円)
口腔病変クローズアップ　高田　隆／小川郁子	定価7,350円(本体7,000円)
口腔病態＆身体病変の相互関係を探る　井上　孝／石　和久／松坂賢一	定価7,350円(本体7,000円)

薬理

歯科医のためのパーソナルドラッグ わたしのQ&A36　影向範昭／東理十三雄	定価3,150円(本体3,000円)
内科的歯科治療―くすりの時間です　今井文彰　ほか	定価5,460円(本体5,200円)
歯科におけるくすりの使い方 2011-2014　金子明寛／椎木一雄／天笠光雄／佐野公人／川辺良一	定価7,350円(本体7,000円)
知っておきたい歯科衛生士のためのくすりの知識　佐野公人／永合徹也／秋山麻美／竹野敏彦	定価2,940円(本体2,800円)

月刊―GEKKAN―

月刊　宮内修平　―効率的な支台歯形成―	定価3,150円(本体3,000円)
月刊　小嶋　壽　―歯牙破折発見！―	定価3,150円(本体3,000円)
月刊　近藤隆一　―ホワイトニング・マジック―	定価3,150円(本体3,000円)
月刊　阿部二郎　―下顎総義歯吸着までの道のり―	定価3,150円(本体3,000円)
月刊　南　清和　―審美歯科修復への誘い―	定価3,150円(本体3,000円)
月刊　内山　茂　―ケア型医療・診療室発―	定価3,150円(本体3,000円)
月刊　吉田秀人　―ポジティブ3K パーシャルをめざして―	定価3,150円(本体3,000円)
月刊　宅重豊彦　―進化する3Mix-MP法―	定価3,150円(本体3,000円)
月刊　林　揚春　―審美領域の抜歯即時埋入インプラント―	定価3,150円(本体3,000円)
月刊　日髙豊彦　―メタルフリー自由自在―	定価3,150円(本体3,000円)
月刊　塩田博文　―義歯作りの"いろはに方程式"―	定価3,150円(本体3,000円)
月刊　中沢勝宏　―顎関節症 治療するときしないとき―	定価3,150円(本体3,000円)
月刊　柳澤宗光　―「ムーシールド」による反対咬合の早期初期治療―	定価3,150円(本体3,000円)
月刊　上濱　正　―有床義歯治療の新たなるプロトコール―	定価3,150円(本体3,000円)
月刊　丸森英史　―team MARUMORI発　医院で取り組むブラッシング指導―	定価3,150円(本体3,000円)
月刊　北島　一　― Balance in Periodontics ―	定価3,150円(本体3,000円)
月刊　下地　勲　―歯はここまで残せる　セカンドオピニオンの実践―	定価3,150円(本体3,000円)

若手歯科医のための臨床の技50シリーズ

若手歯科医のための臨床の技50シリーズセット（全7冊、ケース入、著者メッセージ冊子付き）	定価32,340円(本体30,800円)
口腔外科　外木守雄	定価4,620円(本体4,400円)
保存修復　安田　登	定価4,620円(本体4,400円)
歯周治療　谷口威夫	定価4,620円(本体4,400円)
総義歯　村岡秀明	定価4,620円(本体4,400円)
パーシャルデンチャー　渡辺隆史	定価4,620円(本体4,400円)
クラウンブリッジ　行田克則	定価4,620円(本体4,400円)
歯内療法　山田國晶	定価4,620円(本体4,400円)

DHシリーズ

【DVD付】歯科衛生士さんのための口腔内撮影術	丸茂義二	定価9,450円(本体9,000円)
【DVD付】歯科衛生士さんのためのブラッシング指導	丸森英史／相田百合	定価9,450円(本体9,000円)
【DVD付】歯科衛生士さんのための症例でみるオーダーメードのPMTC	村上 充／村上恵子	定価9,450円(本体9,000円)
【DVD付】歯科衛生士さんのための成功する定期健診のすすめ方	黒田昌彦／品田和美	定価9,450円(本体9,000円)
【DVD付】歯科衛生士さんのためのシャープニング	新田 浩／茂木美保	定価9,450円(本体9,000円)

チェアーサイドのガイドブックシリーズ

チェアーサイドの救急処置・蘇生法ガイドブック	伊東隆利	定価2,100円(本体2,000円)
チェアーサイドのインフェクションコントロールガイドブック	田口正博	定価2,625円(本体2,500円)
チェアーサイドの照会状書いて返書読んでガイドブック	花井 康／柳澤繁孝	定価2,625円(本体2,500円)
チェアーサイドのくすり拝見 病気確認ガイドブック	佐々木次郎／二宮佐好	定価2,625円(本体2,500円)
チェアーサイドのまず臨床検査からガイドブック	井上 孝／松坂賢一	定価2,625円(本体2,500円)
チェアーサイドのパントモグラフを視るガイドブック	佐々木次郎	定価2,625円(本体2,500円)
チェアーサイドの口臭治療ガイドブック	本田俊一	定価2,940円(本体2,800円)
チェアーサイドの薬のインフォームド・コンセントガイドブック	金子明寛	定価2,625円(本体2,500円)
チェアーサイドの歯科とアレルギーガイドブック	海老原 全／松村光明／濱野英也	定価2,940円(本体2,800円)
チェアーサイドの口腔内快速リペア法ガイドブック	福島正義／加藤一誠／橋本明彦／山田敏元	定価2,625円(本体2,500円)
チェアーサイドの睡眠時無呼吸症候群ガイドブック	植野公雄／犬上 牧	定価2,940円(本体2,800円)
チェアーサイドの消毒・滅菌ライフラインガイドブック	生田図南／井上秀人	定価2,940円(本体2,800円)
チェアーサイドの最新機材活用ガイドブック	渡邊 久 ほか	定価2,940円(本体2,800円)
チェアーサイドの禁煙支援ガイドブック	渡辺 勝／長山和枝	定価2,940円(本体2,800円)
チェアーサイドの効くオーラルサプリガイドブック	王 宝禮	定価2,940円(本体2,800円)

ポケットブックシリーズ

有病者歯科ポケットブック 全身疾患VS歯科治療	和気裕之／天笠光雄／渋谷 鑛／中久木康一	定価3,990円(本体3,800円)
患者説明ポケットブック 述前述後	今井 洋	定価3,570円(本体3,400円)
こんな事故が起こったらポケットブック トラブルvsリカバリー	山口秀紀／辻本恭久／坪田有史／横尾 聡	定価3,990円(本体3,800円)
歯科衛生士ポケットブック OSARAI	蓮井義則／尾崎和美	定価3,360円(本体3,200円)
歯科衛生士臨床ポケットブック ASUNARO	蓮井義則／三木千津	定価3,360円(本体3,200円)
歯科衛生士・アシスタントポケットブック RU	蓮井義則／三木千津	定価2,730円(本体2,600円)
歯科医院で働く女性のためのポケットブック	三木千津 新刊	定価3,570円(本体3,400円)
2012年保険改定対応ポケットブック 疾患・処置＆保険請求	東京社会保険研究会 新刊	定価3,780円(本体3,600円)

Dd隣接医学シリーズ

糖尿病と歯科治療	野村慶雄 新刊	定価5,460円(本体5,200円)
妊産婦と歯科治療	滝川雅之 最新刊	定価5,460円(本体5,200円)

デンタルダイヤモンド 増刊号

書名	著者	価格
予防歯科・成功への道	川口陽子／中村讓治／藤木省三	定価4,620円(本体4,400円)
メタルフリー自由自在	高橋英登／島田和基／山本尚吾	定価4,620円(本体4,400円)
臨床家のためのインプラント補綴	岩田健男／河津 寛／伊藤雄策／河原英雄／上村恭弘／山本美朗	定価4,620円(本体4,400円)
安心・安全な高齢者診療—かかりつけ歯科医に必要な対応	鈴木 章／佐野晴男／伊東隆利	定価4,620円(本体4,400円)
ペリオ この疾患にこの治療法の新展開	鴨井久一／河田克之／岩田哲也／武内博朗	定価4,620円(本体4,400円)
予防歯科 導入と展開のキーポイント	景山正登／髙橋正光／薮下雅樹／滝川雅之	定価4,620円(本体4,400円)
備えて安心 チェアーサイドの主訴対応マニュアル	和気裕之／外木守雄／玉置勝司	定価4,620円(本体4,400円)
メディカル・インタビュー—求められる言葉の医療行為	井上 孝／矢島安朝／大澤有輝	定価4,620円(本体4,400円)
今日からはじめるPMTC—進化する歯科医院の作り方	宮崎真至／吉田秀人／山本達郎	定価4,620円(本体4,400円)
審美修復 ここが知りたいQ46	千田 彰／三浦宏之／南 清和／塩野英昭	定価4,620円(本体4,400円)
歯科医院のための感染対策実践ガイドライン	小森康雄	定価4,620円(本体4,400円)
開業医のための失敗しないインプラント	小川洋一／古賀剛人／松田 哲	定価4,620円(本体4,400円)
私の愛すべき道具たち	島田和基／秋本尚武／笠井俊一／葭田秀夫	定価4,620円(本体4,400円)
そこが知りたい！日常臨床のテクニックQ&A	加藤正治 ほか	定価4,620円(本体4,400円)
私のPD臨床—気鋭のケースプレゼンテーション	渡辺宣孝	定価4,620円(本体4,400円)
始めて、学んで、MTM	髙橋正光／秤屋尚生／大野秀夫／市村賢二	定価4,620円(本体4,400円)
臨床歯内療法	須田英明／興地隆史／五味博之／林 正規	定価5,040円(本体4,800円)
臨床のアクシデント&ピットホール その対処と予防法	和気裕之／中川洋一／吉田秀人／貞光謙一郎	定価5,040円(本体4,800円)
オールセラミックスの最前線	加藤正治／島田和基／松永興昌／南 清和	定価5,040円(本体4,800円)
予後を考察する—長期観察症例からの検証	下野正基／染谷成一郎	定価5,040円(本体4,800円)
支台歯形成—次世代に向けて	宮内修平／貞光謙一郎／坪田有史／島田和基	定価5,040円(本体4,800円)
総義歯難症例への対応 その理論と実際	加藤武彦／三木逸郎／田中五郎	定価5,040円(本体4,800円)
よくわかる外傷歯	須田英明／井上美津子／杉山芳樹／都築民幸	定価5,040円(本体4,800円)
開業医が診る口腔粘膜疾患—診断から対応まで	天笠光雄／草間幹夫／川辺良一	定価5,040円(本体4,800円)
開業医のための安全・確実な抜歯術—その基礎と臨床	山根伸夫／森島 丘／古土井春吾	定価5,040円(本体4,800円)
小児歯科は成育医療へ—今を知れば未来がわかる	吉田昊哲／嘉ノ海龍三／山﨑要一	定価5,040円(本体4,800円)
開業医のための明快・咬合臨床	寺岡康利／龍田光弘	定価5,040円(本体4,800円)
インプラント時代の歯周マネジメント	和泉雄一／申 基喆／二階堂雅彦／松井徳雄 **新刊**	定価5,040円(本体4,800円)
超音波骨切削機器それぞれ	依田 泰／木津康博／萩原芳幸 **新刊**	定価5,040円(本体4,800円)
患者に喜ばれるパーシャルデンチャー	五十嵐順正／岡崎定司／馬場一美／谷田部 優 **最新刊**	定価5,040円(本体4,800円)

デンタルダイヤモンド別冊

書名	著者	価格
THE 自由診療	稲岡 勲	定価3,885円(本体3,700円)
変える？ 変わる？ 歯科医院経営	樋口貴敏	定価3,885円(本体3,700円)
ドクター スタッフ 活き活き歯科医院経営術	和仁達也／福重真佐子	定価3,885円(本体3,700円)
歯科医院経営悪化の壁―患者が医院を変えるとき―	門田 亮／稲岡 勲	定価3,885円(本体3,700円)
自分でできる歯科医院経営チェック	宮原秀三郎	定価3,885円(本体3,700円)
歯科医院経営 輝きのあるオフィスを求めて	高橋英登	定価3,885円(本体3,700円)
医事紛争 こうすれば防げる？ 傾向と対策	菅野耕毅／金田英一／助村大作／北村 一	定価4,200円(本体4,000円)
自費攻略 TCのいる歯科医院	稲岡 勲／角田祥子／諸井英徳／康本征史	定価4,200円(本体4,000円)
改装がもたらす経営攻略の秘訣	矢根克浩	定価4,200円(本体4,000円)
歯科医院経営を支える生損保活用術	後田 亨／門田 亮／諸井英徳	定価4,200円(本体4,000円)
歯科医院で実践！ スタッフ教育マネジメント	澤泉千加良／成富健剛 新刊	定価4,200円(本体4,000円)

DHstyle 増刊号

書名	著者	価格
DHがつくる"和"の世界―患者さんに安心とリラクゼーションを提供するために―	近藤隆一	定価2,940円(本体2,800円)
スカンジナビアン スタイル 口腔メインテナンス	関野 愉／佐藤謙次郎／星野由香里	定価2,940円(本体2,800円)
歯周1st―ペリオ治療の疑問をスピード解決！―	金子 至／三辺正人／吉野敏明／渡辺隆史	定価2,940円(本体2,800円)
歯科衛生士のX線読影力!!	橋本光二／三辺正人／貞光謙一郎	定価3,150円(本体3,000円)
育もう！ 歯周病検査力	小西昭彦／新田 浩／牧野 明／茂木美保	定価3,150円(本体3,000円)
子どものお口のスペシャリストになろう	奥 猛志／田中英一／早﨑治明 最新刊	定価3,150円(本体3,000円)

デンタルダイヤモンドMOOK

書名	著者	価格
歯科用レーザー臨床まるごと大事典	渡邊 久／西山俊夫／津田忠政	定価6,090円(本体5,800円)
磨け！DH 輝け！歯科医院	河野正清／渡辺隆史／吉田秀人	定価6,825円(本体6,500円)
インプラント治療を成功に導くチームアプローチ	依田 泰／金田祐子	定価8,400円(本体8,000円)

医事・経営・その他

書名	著者	価格
安心開業ハンドブック	橋本　守	定価2,730円（本体2,600円）
歯科診療収入アップモデル	橋本　守	定価3,780円（本体3,600円）
教科書にはない、歯科医院経営の話	種市良厚	定価2,940円（本体2,800円）
【CD-ROM】すぐに使える！歯がらみ文例くん	今井　洋／樋口貴敏	定価14,700円（本体14,000円）
"紹介状"書きましょう	篠崎文彦	定価3,990円（本体3,800円）
歯科医院経営のリスクファクター	稲岡　勲／今村　正／金田英一	定価3,990円（本体3,800円）
ドクターをお金の悩みから解放する キャッシュフロー経営って？	原　正幸／和仁達也	定価4,200円（本体4,000円）
行列のできる歯科医院	稲岡　勲／生田図南／小林祐之／藤井佳朗／高橋伸治	定価3,990円（本体3,800円）
行列のできる歯科医院2	稲岡　勲／渡辺隆史／熊坂　覚／康本征史／寄田幸司	定価4,200円（本体4,000円）
行列のできる歯科医院3	稲岡　勲／水野史之／森　昭／諸井英徳／蓮井義則	定価4,200円（本体4,000円）
行列のできる歯科医院4 —女性院長奮闘編—	稲岡　勲／田中希代子／濱　昌代　ほか	定価4,200円（本体4,000円）
わたしの生田歯科医院 わたしの臨床わたしの経営	生田図南	定価5,670円（本体5,400円）
歯科医院地域一番実践プロジェクト	岩渕龍正	定価4,515円（本体4,300円）
予防歯科の採算フロー	河野正清	定価5,670円（本体5,400円）
私小説風 歯科衛生士 WANTED	成田信一	定価3,780円（本体3,600円）
歯科医師にファイナンシャルプランナー	三田マネジメントサービス編	定価3,780円（本体3,600円）
歯科医院経営 困ったときの答えは一つ！	千田利幸	定価4,200円（本体4,000円）
「いいかげん」が好い加減	高橋伸治	定価2,100円（本体2,000円）
開業するとき　してから　で・増改築	福重真佐子／塚本高久	定価3,990円（本体3,800円）
あなたの歯科医院が変わる 100のヒント	塚本高久	定価3,570円（本体3,400円）
ビジョナリークリニックって？	丹羽浩之	定価3,360円（本体3,200円）
吉永勉の院長心得51ヶ条	吉永　勉	定価3,780円（本体3,600円）
ゼネラルデンタルカタログ2009	ゼネラルデンタルカタログ2009編集委員会	定価6,300円（本体6,000円）
私の作法①〜原稿・講演・勉強〜	村岡秀明	定価3,780円（本体3,600円）
私の作法②〜患者対応・待合室・ミーティング〜	村岡秀明	定価3,150円（本体3,000円）
Dr.村松のデンタル マネジメント クリニック	村松達夫	定価3,780円（本体3,600円）
ヘルスケア型診療室「ワイエイ」10年のなぜ？	足本　敦	定価3,570円（本体3,400円）
歯科医院経営 起死回生「6つの物語」 新刊	福田英一	定価3,780円（本体3,600円）

社会保険

【CD-ROM付】患者指導 手渡しくん NEXT	森岡俊介	定価8,400円（本体8,000円）

スタッフ教育

はじめよう！スタッフミーティング	砂盃　清	定価3,990円（本体3,800円）
歯科医院スタッフ道〜第一章〜	岩渕龍正	定価2,100円（本体2,000円）
歯科医院スタッフ道〜第二章〜	岩渕龍正	定価1,890円（本体1,800円）
歯科医院スタッフ道〜第三章〜	岩渕龍正	定価2,100円（本体2,000円）

待合室・患者指導用絵本

みてみて！あーん きれいな にゅうしの そだてかた	伊藤智恵／岡 由紀子／熊谷ふじ子／村松いづみ	定価2,625円(本体2,500円)
いきいき生きる	新庄文明	定価1,890円(本体1,800円)
かむ力 生きる力	斎藤 滋	定価2,625円(本体2,500円)
【CD-ROM】治療説明 楽楽くん	今井 洋	定価16,800円(本体16,000円)

デンタルDVDシリーズ

デンタルDVDシリーズ②　患者説明・一般教育用
DVD　むし歯の新しい処置と予防（53分）飯島洋一　　　定価38,850円(本体37,000円)
・むし歯ってどうしてできるの？—脱灰と再石灰化のはなし
・おうちでできるむし歯予防—脱灰をふせぐセルフケア
・むし歯のはじまり[脱灰]の処置—プロフェッショナルケア
・上手につかってむし歯予防—再石灰化をたすける物質

デンタルDVDシリーズ③
DVDで見る村岡秀明の総義歯臨床ポイント—印象採得から咬合採得まで（36分）村岡秀明　定価12,600円(本体12,000円)

デンタルDVDシリーズ④
DVDで見る村岡秀明の総義歯咬合調整（45分）村岡秀明　　　定価12,600円(本体12,000円)

デンタルDVDシリーズ⑤　患者説明・一般教育用
タバコと歯周病（29分）雫石 聰　　　定価12,600円(本体12,000円)

デンタルDVDシリーズ⑥
ペリオドンタル フラップ—フラップ手術 実践のテクニック（35分）申 基喆　定価12,600円(本体12,000円)

デンタルDVDシリーズ⑦
最新顎関節症治療—見てわかる診査・診断 スプリント治療の実際（31分）和嶋浩一　定価12,600円(本体12,000円)

デンタルDVDシリーズ⑧　患者説明・一般教育用
きれいな乳歯の育て方（48分）伊藤智恵／岡 由紀子／熊谷ふじ子／村松いづみ　定価12,600円(本体12,000円)

デンタルDVDシリーズ⑩
初めてのインプラント—インプラント導入の注意点と術後管理（48分）小宮山彌太郎　定価19,950円(本体19,000円)

デンタルDVDシリーズ⑪
デンタルマイクロスコープ—精緻な診療のために（49分）恵比須繁之／木ノ本喜史　定価12,600円(本体12,000円)

デンタルDVDシリーズ⑫
スタッフミーティングのすすめ—みんな笑顔の歯科医院（67分）砂盃 清　定価12,600円(本体12,000円)

デンタルDVDシリーズ⑬　患者説明・一般教育用
ストップ歯周病！—手に入れよう全身の健康（25分）吉江弘正／田井秀明　定価12,600円(本体12,000円)

デンタルDVDシリーズ⑭　患者説明・一般教育用
ご存知ですか？ フッ化物の力—フッ化物の豆知識（52分）飯島洋一　定価12,600円(本体12,000円)

デンタルDVDシリーズ⑮
デンタル スーチャリング—歯科縫合の基礎と独習法（59分）申 基喆　定価12,600円(本体12,000円)

診療説明用リーフレット

DENTAL WHITENING　近藤隆一	1セット100冊入り	定価7,350円(本体7,000円)
MOUTH GUARD　石上惠一	1セット100冊入り	定価7,350円(本体7,000円)
歯科矯正　百瀬 保	1セット100冊入り	定価7,350円(本体7,000円)
総義歯　村岡秀明	1セット100冊入り	定価7,350円(本体7,000円)
インプラント　小宮山彌太郎	1セット100冊入り	定価7,350円(本体7,000円)
歯の予防シリーズ　①6歳臼歯　三上直一郎	1セット100冊入り	定価7,350円(本体7,000円)
歯の予防シリーズ　②歯周病　北川原 健	1セット100冊入り	定価7,350円(本体7,000円)
歯の予防シリーズ　③タバコと歯周病　雫石 聰	1セット100冊入り	定価7,350円(本体7,000円)
歯の予防シリーズ　④乳歯　伊藤智恵／岡 由紀子／熊谷ふじ子／村松いづみ	1セット100冊入り	定価7,350円(本体7,000円)
歯の予防シリーズ　⑤定期健診　黒田昌彦	1セット100冊入り	定価7,350円(本体7,000円)
歯の予防シリーズ　⑥バイオフィルムとPMTC　村上 充／村上恵子	1セット100冊入り	定価7,350円(本体7,000円)
歯の予防シリーズ　⑦ブラッシング　丸森英史	1セット100冊入り	定価7,350円(本体7,000円)
歯の予防シリーズ　⑧フッ化物　飯島洋一	1セット100冊入り	定価7,350円(本体7,000円)
安心の歯科治療　佐野晴男	組合せ1セット100冊入り(①②③④各25冊)	定価7,350円(本体7,000円)
安心の歯科治療シリーズ　①妊娠中の歯科治療	1セット100冊入り	定価7,350円(本体7,000円)
安心の歯科治療シリーズ　②肝臓病と歯科治療	1セット100冊入り	定価7,350円(本体7,000円)
安心の歯科治療シリーズ　③糖尿病と歯科治療	1セット100冊入り	定価7,350円(本体7,000円)
安心の歯科治療シリーズ　④循環器系疾患と歯科治療	1セット100冊入り	定価7,350円(本体7,000円)
納得の歯科治療　和嶋浩一	組合せ1セット100冊入り(①②③④各25冊)	定価7,350円(本体7,000円)
納得の歯科治療シリーズ　①抜歯	1セット100冊入り	定価7,350円(本体7,000円)
納得の歯科治療シリーズ　②口腔粘膜疾患	1セット100冊入り	定価7,350円(本体7,000円)
納得の歯科治療シリーズ　③顎関節症	1セット100冊入り	定価7,350円(本体7,000円)
納得の歯科治療シリーズ　④歯科医院で行う小手術	1セット100冊入り	定価7,350円(本体7,000円)
いきいきシニアの歯科治療シリーズ　①ドライマウス　斎藤一郎	1セット100冊入り	定価7,350円(本体7,000円)

最新情報満載のメルマガ会員大募集!!

最新情報満載のDD社メールマガジンを受け取りましょう！

デンタルダイヤモンド社ではメルマガ会員を募集しています。最新の情報を毎月 1～2 回確実にご案内しています。弊社ホームページからメールマガジンをご登録ください。

→ http://www.dental-diamond.co.jp/

携帯電話からも登録が可能です。QRコードを読み取りアクセスしてください。
読み取れない方は上記アドレスを直接ご入力ください。

デンタルダイヤモンド社　〒101-0054 東京都千代田区神田錦町 1-14-13 錦町デンタルビル
TEL 03-3219-2571(代) / FAX 03-3219-0707

● 編集委員略歴

奥 猛志（おく たけし）
1962 年	鹿児島県生まれ
1986 年	鹿児島大学歯学部卒業
1986 年	鹿児島大学歯学部小児歯科入局
1998 年	鹿児島大学歯学部小児歯科　講師
1999 年	鹿児島県鹿児島市にて開業

田中英一（たなか えいいち）
1952 年	東京都生まれ
1978 年	岩手医科大学歯学部卒業
1978 〜 1989 年	鶴見大学歯学部小児歯科学教室勤務
	鶴見大学：歯学博士取得
1989 年	東京都中野区にて開業

早﨑治明（はやさき はるあき）
1961 年	岐阜県生まれ
1987 年	九州大学歯学部卒業／同・大学院入学
1997 年	Baylor College of Dentistry, USA 留学
2003 年	九州大学病院　講師
2008 年	鹿児島大学大学院医歯学総合研究科　准教授
2010 年	新潟大学大学院医歯学総合研究科　教授

Dd | DHstyle 増刊号

子どものお口のスペシャリストになろう

発　行　日──2012 年 9 月 1 日　通巻第 75 号
編 集 委 員──奥 猛志｜田中英一｜早﨑治明
発　行　人──湯山幸寿
発　行　所──株式会社デンタルダイヤモンド社
　　　　　　〒 101-0054
　　　　　　東京都千代田区神田錦町 1-14-13　錦町デンタルビル
　　　　　　TEL 03-3219-2571㈹　FAX 03-3219-0707
　　　　　　http://www.dental-diamond.co.jp
　　　　　　振替口座　00160-3-10768
印　刷　所──株式会社エス・ケイ・ジェイ

• 本書の複製権・翻訳権・上映権・譲渡権・公衆送信権（送信可能化権を含む）は㈱デンタルダイヤモンド社が保有します。

• [JCOPY]〈社出版者著作権管理機構　委託出版物〉
本誌の無断複写は著作権法上での例外を除き禁じられています。複写される場合は、そのつど事前に㈳出版者著作権管理機構（TEL：03-3513-6969、FAX：03-3513-6979、e-mail：info@jcopy.or.jp）の許諾を得てください。